Ana Leça Torres

Pediatria, com Amor e Poesia

A cura começa no amor e em família.
Vamos construí-la com poesia!

Pediatria, com Amor e Poesia
A cura começa no amor e em família. Vamos construí-la com poesia!

Autora: Ana Leça Torres
curart.pt

Mentoria de autor: César Ferreira
Revisão: Luís Guimarães
Fotografias da autora: Mara D'Eleán
Design da capa: Sílvia Baião
Ilustrações: Canva Pro

1.ª edição: junho de 2024
ISBN: 9798327875548
© Ana Leça Torres

Reservados todos os direitos. Esta publicação não pode ser reproduzida, nem transmitida, no todo ou em parte, por qualquer processo eletrónico, mecânico, fotocópia, gravação ou outros, sem prévia autorização do autor.

O Amor adoça...
A Poesia salga...
A Ciência abraça...
E a Cura (re)nasce!

Dedico este livro
à minha família,
e à sua,
com muito amor e poesia!

Abrace-me,
Com o olhar do coração!

Sou livro
Fruto e viajante,
Do abecedário do amor!
Como filho,
Desafiante
E apaixonante,
Que também sou humano!

Aceite a dança,
Do pólen dourado,
Para a mudança
De ser curado...

Brindemos
Com sapiência
À ciência do Amor,
No colo da Medicina!

É este o meu sonho,
Que agora viaja,
Nas mãos
Do seu coração!

Agora é a hora,
De, em casa, começar:
E o vosso Amor, curar!

Seja dor ou outra maleita
Que no corpo ou na mente se deita,
Vamos juntos
Inspirar
E o Amor expirar!

ÍNDICE

Prefácios — 13

INTRODUÇÃO — SEMEAR SAÚDE, AMOR E POESIA — 19

Parte 1 — A (MINHA) PEDIATRIA, COM AMOR E POESIA — 31
Doença e saúde: a magia do «para quê?» — 33
Receita insubstituível: mais saúde no amor e amor na saúde — 37
As ciências do amor e da poesia: as forças especiais da saúde — 41
A medicina da poesia — 59

PARTE 2 — DESCOBRIR OS MISTÉRIOS DA SAÚDE — 63
Saúde e doença: à procura do equilíbrio e... do amor — 65
O perigo de separar o corpo da mente — 77
Os cinco pilares da saúde: A.M.O.R. — 85
A medicina da ocitocina — 97

PARTE 3 — A SAÚDE É UMA VIAGEM, COM AMOR — 105
A ciência está ao serviço da saúde. Tal como o amor! — 107
A saúde do bebé começa antes da fecundação — 111
A gravidez: ninho de pensamentos, emoções e sentimentos, para toda a vida! — 125
O nascimento do bebé é o renascimento dos pais — 131
Crescer livre de (im)perfeições, em família — 137

CONCLUSÃO — O AMOR TEM SEMPRE LUGAR NA SECRETÁRIA DA MEDICINA — 145

Bibliografia — 155
Sugestões de leitura — 157
Agradecimentos — 159
Sobre a autora — 161
Antes de fechar este livro — 163

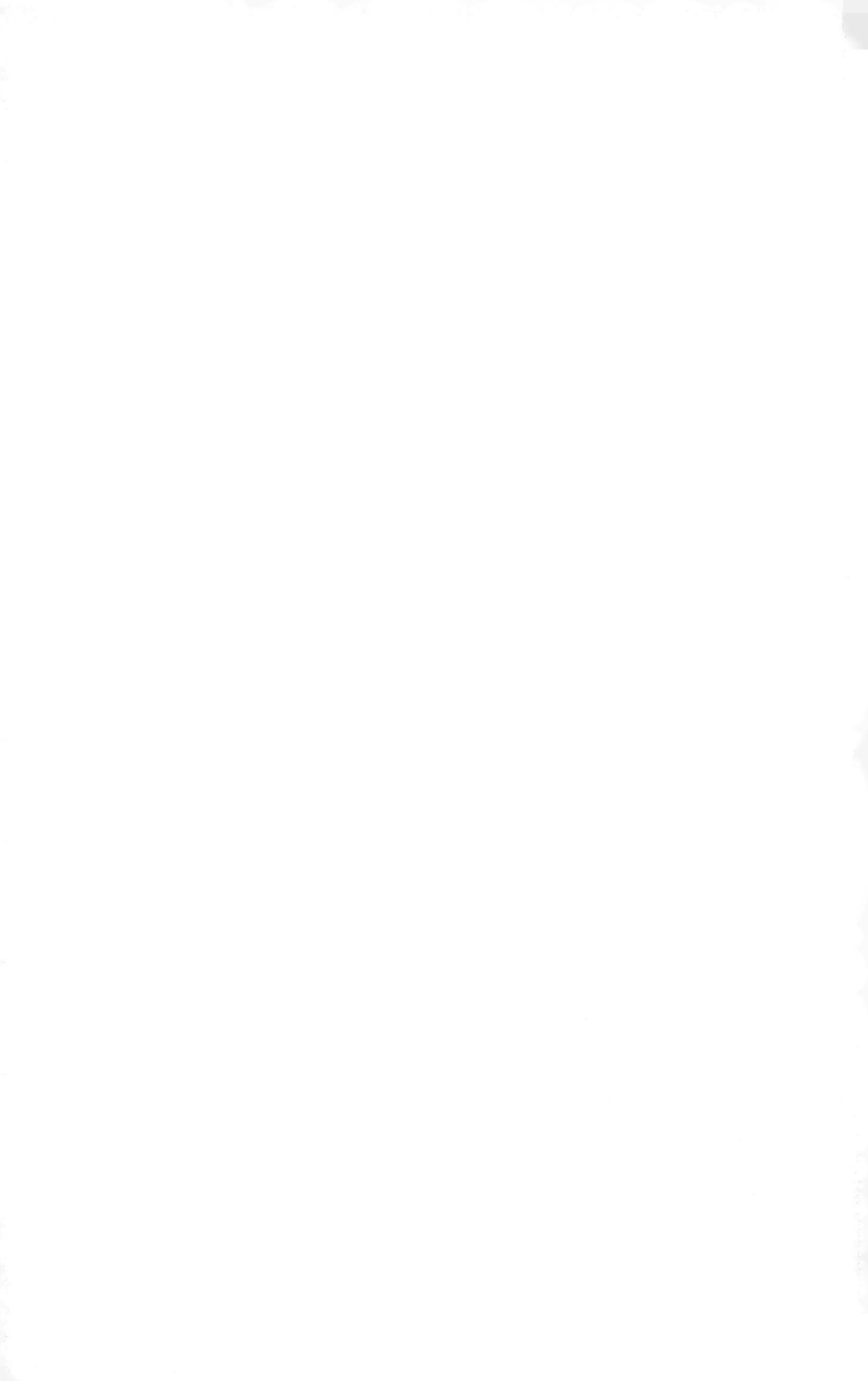

— Prefácios —

É com imensa alegria e gratidão que partilho o meu sentir desta jornada única e especial que é a leitura deste livro, *Pediatria Com Amor e Poesia*. Uma jornada onde a minha querida amiga Ana, uma pediatra verdadeiramente excecional, partilha não só o seu conhecimento médico, mas também o seu amor incondicional pela profissão, pelas crianças e as suas famílias, e pela humanidade.

Esta vai ser uma viagem que leva o leitor diretamente ao coração da saúde. Uma viagem que transcende os limites da medicina tradicional, abraçando a essência do ser humano e celebrando a ligação entre corpo, coração e mente.

Ao expressar a sua própria história pessoal, a Ana leva-nos pela mão e guia-nos através de um território íntimo e revelador. Com coragem e autenticidade, ela lembra-nos que a verdadeira cura reside não só na eliminação da doença, mas na nutrição do amor e da compaixão em todos os aspetos das nossas vidas. Recorda-nos que a saúde e a doença são partes inseparáveis da jornada humana. Encoraja-nos a abraçar cada aspeto da existência com gratidão e aceitação, reforçando que o amor é a maior medicina que podemos oferecer a nós mesmos e aos outros.

A Ana é aquela pediatra que «toda a gente» procura. Nela reside um misto entre sabedoria médica e sensibilidade poética e, em cada encontro com ela, somos convidados a priorizar o amor, a compreensão e a conexão. Ela não consegue atender toda a gente, mas agora toda a gente pode ter o privilégio de privar com a Dra. Ana através deste livro!

Que *Pediatria Com Amor e Poesia* seja não apenas um livro, mas sim uma inspiração para vivermos as nossas vidas com mais compaixão, amor e autenticidade. Que nos lembre da importância de cuidarmos não só dos nossos corpos, mas também dos nossos corações e das nossas almas. Juntos.

Com todo o amor e gratidão,

Mia (Mikaela Övén)
Autora
Fundadora da Academia de Parentalidade Consciente

Quando o amor fala e encontra quem lhe dê voz,
as palavras vêm diretamente do coração.
Tocam-te, inundam-te e inspiram-te
a vivê-lo e a fazê-lo crescer!

Quando o amor fala e encontra quem o escute,
uma nova vida começa.
Novos sonhos, desafios e conquistas
são para acontecer!

Estas foram as palavras que saíram do meu coração quando li pela primeira vez o *Pediatria, com Amor e Poesia*. Um livro inspirador que me aumenta a certeza de que o Amor cura e que, em Medicina, ele é tão ou mais preci(o)so do que qualquer medicamento.

A Ana dá voz ao Amor. A Ana sabe escutar o Amor. A Ana tem o dom de Ser Amor para todos aqueles que se cruzam na sua vida. As palavras, o olhar doce, o abraço apertado que tem para entregar em cada encontro são manifestações deste Amor.

Com o *Pediatria, com Amor e Poesia*, a Ana consegue a grandeza de disseminar Amor à velocidade de quem acredita no poder dos Pais e das Famílias para contribuir para a saúde integral dos mais pequenos. Apresenta-nos o Médico como parte da equipa e relembra-nos do grandioso poder da família na cura. Se todos soubéssemos isto e o vivêssemos na nossa vida, como estaria a saúde das (nossas) crianças?

Nestas páginas, a Ana leva-nos também a viajar ao nosso interior e a compreender as formas de semear e cultivar o amor saudável, apresentando-nos cinco ingredientes a ter em casa para a saúde do amor e os cinco pilares da saúde do corpo-mente. Ensinamentos preciosos estes que têm capacidade transformadora!

Este é um livro para Pais. Os que já o são e os que ainda o vão ser um dia.

Este é um livro para Profissionais de Saúde. Os que acreditam e sentem o poder do Amor diariamente e os que preferem manter-se apenas ligados ao que a ciência da faculdade lhes ensinou.

Este é um livro para todos, porque todos precisamos de ter mais consciência do poder do Amor.

Que possa desfrutar dele como eu desfrutei e que leve consigo ensinamentos que alimentam a esperança de continuar a fazer deste mundo um lugar melhor.

Maria João Xará
Médica de Família
Facilitadora de Parentalidade Consciente Profissional

— Introdução —
Semear saúde, amor e poesia

Ser médica pediatra, mais do que uma missão de vida, é uma enorme honra, ao serviço da saúde das vossas famílias!

A gratidão e o respeito por esta profissão crescem todos os dias. Sinto que ela me abraça com um amor inexcedível e aprendizagens apaixonantes. Cada bebé ou criança e família abrem-me novos e únicos desafios, permitindo-me consolidar e evoluir nesta sabedoria, que nunca será finita.

É um privilégio semear saúde e contribuir para o bem-estar físico, mental e emocional, de uma forma integrada. Sinto que assim posso contribuir para mais felicidade, saúde, amor e poesia, desde o nascimento.

Nunca pensei em escrever um livro... Ou, talvez, ainda não tivesse escutado que ele estava no meu coração! Esquecemo-nos, muitas vezes, de parar, escutar, respeitar e agradecer a sabedoria do coração — o nosso grande mestre de navegação na vida. É um grande maestro que comanda, sabiamente, a aventura amorosa e poética chamada vida.

Então, aqui estou eu em formato de livro! Sim, este livro sou eu, para vocês, pequenos e graúdos, pais (ou futuros), avós, tios, colegas ou curiosos por esta área. Sou eu para todos, sem exceção, a quem este livro chamar e tocar no coração. Este é um livro diferente de pediatra, nem melhor nem pior do que qualquer dos maravilhosos que já existem! É o (m)eu-livro, fruto das minhas visão e experiência na pediatria, que decidi enriquecer com o meu amor e poesia!

O dia que mudou a minha vida

O meu nome é Ana Margarida Leça Garrido Torres, filha de dois seres humanos incríveis e amorosamente (im)perfeitos. A vida deles, em amor, permitiu a minha e a do meu irmão gémeo, tal como a de todos os meus antepassados que abriram caminho para mim. Hoje, mais do que nunca, honro tudo e todos, a grandeza e as dificuldades, porque sem eles esta não seria a minha história de amor e poesia!

Partilharei convosco a fatia da minha história que transformou a minha visão da vida, da saúde, do amor e da poesia.

No início não imaginava nem tão-pouco compreendia nada disto, mas agora vejo o «para quê». Ressalvo que muitas vezes desejei que nada daquilo tivesse acontecido, criticando e rejeitando o que a vida me estava a dar, porque não me parecia bom, justo ou certo. Mas, com o tempo (e estudo) passei a vê-la e senti-la como uma história de dor, mas com amor e poesia! Que enorme alegria, vê-la e senti-la, agora, assim.

É muito desafiante escrever sobre quem sou, mas este é o ponto de partida necessário para esta viagem-livro. Muitos de nós acreditamos que pensar e escrever sobre quem somos pode parecer desinteressante ou vaidade. Humildemente, sinto que é mesmo imprescindível partilhá-la convosco, mesmo que abra portas à vulnerabilidade que isso implica. Foi ela que me transformou na pessoa e pediatra que sou hoje.

Acarinhei este desafio, por mim e por vocês, porque afinal já faço parte de vocês e vocês de mim, através deste livro.

As primeiras palavras, timidamente, não queriam sair porque me interrogava sem fim: o que vou dizer sobre mim? O que é útil partilhar sobre a minha experiência pessoal? Como posso contribuir para mais saúde, amor e poesia para todos?

Comparo este processo a um parto... Não desejava que fosse nem prematuro nem tardio... Aceitei que as dúvidas e os medos eram naturais e deixei o livro crescer dentro de mim, até ele e eu sentirmos que estava pronto para nascer. E, no tempo certo, o livro, como um filho, balbuciaria as primeiras palavras.

Esse primeiro dia de vida do livro foi marcante, claro, e inesquecível... Estava em Lisboa (ou luz boa, como, desde então, passei a chamar). Olhei o céu, porque adoro admirá-lo e me inspira. Não estava um céu límpido, «perfeito», mas tristonho. Via muitas nuvens cinzentas a passear e a descolorar o azul do céu, que eu tanto desejava. Pensei que talvez espelhassem o que tinha sido para mim o meu 11 de maio de 2014, o dia em que voltei a nascer e comecei a ser quem sou hoje. Respirei fundo, porque recordar esse dia (ainda) humedecia, de emoção, os meus olhos. Mas sentia a coragem e a determinação certas para começar esta viagem escrita para nós. E eis que quando me senti pronta, verdadeiramente, no meu coração, apareceu o Sol, que lentamente brilhava, até se mostrar pleno e luminoso, na sua simplicidade. E nesse preciso momento comecei a escrever. E assim fez-se luz, para o (m)eu-livro atravessar o aparente, estreito e escuro canal de parto e nascer!

Com humildade, generosidade, vulnerabilidade e amor vou contar-vos quem sou e como o «problema» de saúde que tive a 11 de maio de 2014 mudou a minha vida (para melhor, como irão aperceber-se). Que esta história possa ser inspiradora e cumprir um propósito maior: mais saúde, amor e poesia na vossa família!

Quando, de forma inesperada, a doença «bateu à minha porta»

A 11 de maio de 2014, uma doença, súbita e grave, chegou com força, dureza e determinação! Eu acreditava que era saudável, mas, agora que olho para trás, afinal não era... Não possuía esta consciência que tenho hoje sobre a saúde e a doença, corpo e mente, pensamentos, emoções e sentimentos, amor e poesia... Na verdade, esta foi uma oportunidade convertida em evolução. Em cada fase da vida damos sempre o nosso melhor — o que conseguimos, naquele preciso momento.

Nesse dia tive um edema da glote, ou seja: de repetente corria risco sério de morte, por asfixia. O edema (inchaço) impossibilita a respiração (o «vento da vida», como chamo) e a morte pode chegar, de forma fulminante! Por isso, o tratamento tem de ser extremamente rápido e eficaz... mas eu nem sequer estava próxima do hospital.

A caminho da urgência, silenciosamente, para não afligir os demais, senti que estava num limiar muito frágil, em que tudo poderia acontecer, incluindo morrer, sem tempo para me despedir dos que ficariam em terra. Nesse silêncio demorado, na luta contra o tempo fugidio, em direção ao hospital, pensava: «Por que razão isto está a acontecer-me? Tanto trânsito até chegar ao hospital? Não sei se me vou safar!...»

Cheguei finalmente à urgência do hospital onde trabalhava, no Porto, e, após algumas tentativas da equipa de urgência, tive a felicidade de reverterem finalmente o edema da glote. Recebi adrenalina injetável, sempre consciente de tudo o que estava a acontecer, e acabei por ser internada na unidade de cuidados intensivos. Senti-me imensamente confusa e atordoada com o que subitamente tinha acontecido. E, tal como a equipa que me assistiu, senti que foi… por um triz.

Fiquei zangada com o susto, amedrontada e sem grandes forças físicas, mentais e emocionais para perceber, acolher e regular o turbilhão de pensamentos, emoções e sentimentos. Mas, mais uma vez, tentava disfarçar tudo isto, dentro do possível.

Depois, na unidade de cuidados intensivos, onde me encontrava rodeada de doentes idosos, pensava: «O que me aconteceu? Isto não é justo, quase morri… O que vai ser da minha vida a partir de agora?» Como médica tinha plena consciência da gravidade e das consequências do que tinha acontecido.

Fiquei durante uma semana sob observação, exames e medicamentos, e tive alta, com uma caneta de adrenalina autoinjetável, que «deveria ter sempre comigo». Aliás, comprei logo duas, para o caso de uma falhar… Apesar do enorme empenho de todos os profissionais de saúde, a resposta quanto à causa do edema da glote ficou por descobrir. O diagnóstico foi angioedema idiopático e fiquei «presa» nele, porque a partir daquele momento ele passaria a comandar e limitar a minha vida. A única certeza que tinha era que tudo poderia voltar a acontecer e nada o poderia prevenir, porque a causa era desconhecida.

Durante meses tive outros sintomas relacionados e fiz vários exames, para se tentar descobrir a causa. Houve até a suspeita de uma doença oncológica, rara e difícil de diagnosticar, que acabou por não se confirmar. Neste tempo aprendi, como «doente», a aceitar a incerteza e a agradecer cada resultado, mesmo sendo inconclusivo. Gradualmente, a minha vida passou a ser vivida mais, de momento a momento, mais presente e em aceitação, mas sem passividade. Passei a amar e a agradecer, cada dia, sem edema da glote ou outro sintoma desafiante.

A missão deste livro

Este livro é puro amor!

Em cada página receba o meu amor, de coração para coração, e nutra o seu amor-próprio e pelo próximo, mesmo que haja dor.

Não escrevo sobre doenças, mas sobre a saúde global, com um olhar, mais amplo e consciente, para cada ser humano.

Este é o meu caminho e o meu contributo para a conceção de mais saúde. Esta é a minha visão da vida e da saúde, na pediatria, com amor e poesia.

Desejo que este livro vos convide a mergulhar e a desfrutar de uma nova caminhada pela saúde, a começar em casa e no amor! O médico é «apenas» parte da sua equipa, como um farol de conhecimentos e experiências, mas jamais poderá substituir a função da família na cura, nem prescrever amor nem poesia em forma de comprimidos.

Acredito que este é um caminho para uma vida humana melhor. E se cada um de nós começar por si e pela sua família, então estaremos a cumprir a nossa responsabilidade e o nosso papel, para depois (e naturalmente) contagiar o mundo com mais saúde, amor e poesia.

Poderá (ou não) emocionar-se ao longo do livro, como um arco-íris onde cabem todas as cores, porque, aqui, todos os pensamentos, emoções e sentimentos têm lugar e valor, livres de rótulos. E, se sentir que há algo a transformar, sem culpas nem julgamentos limitantes ou sabotadores, escreva num caderno ou *post-it*. Medite de coração e mente abertos, e vamos juntos, porque a saúde dos nossos bebés, crianças e adolescentes agradece a nossa evolução. A minha intenção é que possa colaborar na transformação de vidas mais saudáveis e conscientes.

Que a viagem aos vossos corações comece agora.

Vamos juntos!

Abraço com emoção,
Ana Margarida

Ana Leça Torres

Somos pólen dourado,
Que o vento suspira,
Da árvore-família, que nos viu nascer!

Como luz que esvoaça
E os corações abraça.
Somos voz que arrepia,
Quando o Amor assobia!

Somos pólen dourado:
Soltemos os nós, da voz...
E a cegueira, do olhar...

Só a palavra dourada,
Amanteigada,
No coração
Poliniza com Amor,
Cada célula da alma!

E o pólen das palavras
No sangue viaja...
Como soldados que cuidam
E as dores curam!

Que soe a voz do Amor,
E o olhar pingue mel!
Nascerá mais uma flor
Para o jardim do mundo
Sanar!

Somos pólen dourado,
Das flores do coração!

Reflexão do coração

Este poema leva-nos à consciência de que todos temos uma missão comum… o amor!

É o pólen dourado da vida humana, com recursos e poderes infinitos, inerente à natureza do coração. Não tem idade mínima nem máxima, prazo de validade nem sofre de Alzheimer. Não tem risco de sobredosagem nem efeitos adversos.

O amor é a poesia da vida e, portanto, já nascemos poetas! Basta cada um sentir, escrever ou ler, com o coração e a mente abertos. Se houver amor há poesia na vida. E, ao vermos e alimentarmos a poesia da vida, o amor (e nós) fica fortalecido e amadurecido.

As palavras da família amor nascem no coração, que o bombeia até à mais pequena célula, num movimento desenhado pelo início da vida. Elas não precisam de ser escutadas para serem sentidas, pois o «vento» leva-as do nosso pensamento, como pólen. Mas se forem ditas, escritas, cantadas, pintadas e dançadas ganham mais força.

Será que nos apercebemos de que somos pólen dourado? Ou andamos distraídos, pelo reino do desamor, do medo e da desconexão com a vida? O que podemos fazer, já hoje, para polinizar e viver com mais amor?

Deixe-se fluir, sem julgamentos, porque não existem respostas (im)perfeitas.

— Parte 1 —
A (minha) pediatria,
com amor e poesia

DOENÇA E SAÚDE: A MAGIA DO «PARA QUÊ?»

Neste caminho, que me parecia (des)humano e desgastante do porquê desta doença, fui sendo acompanhada por excelentes profissionais de saúde. Diziam-me: «Não encontramos a causa, apesar de existirem pequenas alterações inespecíficas nos teus exames, mas sem significado claro».

Para quê? A questão esquecida na cura

Sucederam-se vários pequenos (mas grandes) sustos, que me fizeram entender que não há saúde ou doença, mas uma dinâmica entre estes dois estados, que procura apenas… mais saúde e amor.

A doença faz parte do caminho para a cura e não é sua inimiga. Ela «incomoda-nos», é certo, a fim de alertar-nos para algo que nos falta ver. É como aquele amigo que tem a coragem de nos dizer as verdades incómodas, mas necessárias, com carinho e perspicácia, mesmo que nos doa, só porque nos ama e deseja o melhor para nós… Por isso, este equilíbrio saúde/doença não se pode resumir só aos sintomas, exames e medicamentos… Há que ver o contexto único de cada paciente!

O «para quê» da doença faz parte da solução. O «porquê» complementa, através da razão.

A história pessoal (consciente ou inconsciente), bem como a familiar e transgeracional, determinam a saúde física, mental e emocional. E isto é transversal a todos nós, incluindo bebés e crianças. Se os genes são importantes, a epigenética está acima deles, ao comando. Ela é a área da biologia que estuda as mudanças de expressão genética (sem alteração do código genético), provocadas pelos ambientes nutricional, físico, emocional, mental e social. Estes olhar, compreensão e integração na prática clínica diária farão certamente a diferença no sucesso e na arte que a medicina merece e necessita de apurar.

Aos poucos fui compreendendo que, apesar de ter corrido risco sério de vida, haveria algo mais profundo e útil a ver, pensar e conhecer. Até porque, para a gravidade da situação e o tempo que demorei até chegar à urgência, um desfecho tão feliz seria, à partida, altamente improvável.

Quando deixei de pensar apenas no «porquê» consegui olhar para o «para quê» com amor, determinação, curiosidade e abertura. Afinal, não era alucinação, a doença permitiu tornar-me mais saudável e aperfeiçoar o meu caminho pessoal e profissional. Concluí que não era uma luz vermelha de *stop* do semáforo da vida, mas algo grandioso para me permitir parar, refletir, reaprender e aplicar.

Comecei então a olhar mais para mim, à procura da resposta para curar-me, definitiva e verdadeiramente. Sem dúvida que o médico, por si só, não consegue curar efetiva e definitivamente, sem uma participação ativa e responsável do doente. Pode aliviar e adiar o desfecho (tal como aconteceu na urgência), mas a cura passa inevitavelmente por cada um de nós; e, no caso dos bebés e crianças, pelos pais!

Receita insubstituível:
Mais saúde no amor e amor na saúde

Há uma receita insubstituível e infalível: o amor!

Nem ele se permite existir de forma comprimida, porque não tem limites temporais nem espaciais. O amor é naturalmente infinito, no tempo e no espaço, se vivermos de forma consciente no momento presente (aqui e agora). É uma força expansiva, de movimento e crescimento, com um potencial curativo inigualável.

Mais saúde ao amor, por favor

Quando adoeci, o caminho do autoconhecimento e do desenvolvimento pessoal foi inesperadamente apelativo para mim. E teve efeitos progressivos, indiscutíveis e bem visíveis para quem me rodeava. Com isso ganhei um amor mais saudável por mim, pelos outros e pela vida! Sim, era feliz e tinha muito amor, mas na verdade, tal como todos, podemos evoluir, transformar, aperfeiçoar a saúde e a nossa vida pessoal e profissional. A doença abriu-me uma janela de oportunidade.

Percebi e senti que o corpo e a mente são parceiros e amigos inseparáveis, que espelham a saúde global (corpo - mente), incluindo a da autoestima, das relações (pessoais e profissionais) e do amor. O coração é a ponte que abraça e nutre o corpo e mente, nesta simbiose permanente e indissociável.

Sei que se não tivesse escolhido este caminho, de olhar para mim e não para o problema, o resultado (saúde) não teria sido o, ou teria sido eventualmente mais lento e desafiante. Sem dúvida que o corpo não consegue ser saudável sem a ajuda da mente (e vice-versa), mas muitas vezes esta interligação é esquecida. E se isto era válido para adultos, fiquei logo muito curiosa sobre como seria aplicável à pediatria. Portanto, novos horizontes e estudos se iniciaram para mim... pela magia do «para quê».

E, curiosamente, o nascimento da minha poesia também fez parte desta viagem ao coração, rumo a mais saúde e amor. Ela é fonte de despertares, simples e profundos, que a vida me vai oferecendo no dia a dia, sempre que me permito entregar-me ao silêncio ou à contemplação da natureza e da sabedoria da vida. Por isso decidi integrar a poesia na vida pessoal e profissional, e consequentemente neste livro. E, assim, partilharei a minha poesia convosco. A minha intenção é tocar, despertar e ampliar, ainda mais, a sabedoria inata do vosso coração!

Ao trilhar este caminho fui amealhando conhecimentos e sentindo um novo equilíbrio no meu corpo - mente, que não julgava voltar a ser possível. E hoje aqui estou, para, se for possível e necessário, ajudar-vos a construir e fortalecer um caminho que está nas vossas mãos, de mais saúde e amor, na vida das crianças e na vossa também.

Mais amor na saúde, por favor!

Sim, o médico ajuda, mas o trabalho é sempre em equipa. E os vossos trabalho e amor são insubstituíveis! Por isso, incluir o amor nas consultas de saúde é inevitável e imprescindível. E isso requer mais tempo e foco do que existe, de uma forma geral.

A realidade é que a saúde precisa de mais amor, como iremos refletir ao longo do livro. Para mim é uma receita indispensável, na secretária do médico ou de qualquer profissional de saúde! Podendo, obviamente, não ser a única necessária.

A pandemia de covid-19 pôs a olho nu a ferida da saúde e do amor, e a urgência mundial de melhorar as necessidades básicas destes! Ao observar o impacto da pandemia na saúde física, mental e emocional de bebés, crianças, adolescentes e adultos, não há dúvida de que a saúde precisa de mais saúde e amor. E não creio que a culpa seja do covid-19... Ele abriu uma janela de oportunidade e lupa gigante do estado da saúde e do amor, em cada um de nós e no mundo.

AS CIÊNCIAS DO AMOR E DA POESIA: AS FORÇAS ESPECIAIS DA SAÚDE

A Organização Mundial de Saúde define a saúde como o bem-estar físico, mental e emocional.

Esquecemo-nos muitas vezes de que não há saúde física sem bem-estar mental e emocional. Mesmo que não seja aparente ou consciente. Da mesma forma, não há bem-estar mental possível sem o físico nem emocional. Assim como não há bem-estar emocional sem o físico nem o mental. Na prática, certamente já viu e vivenciou várias situações que demonstram esta interação, tão forte e permanente. Deste modo, fortalecer os pensamentos e as emoções é inevitável e desejável para a jornada futura da saúde.

Convém recordar que o nosso exemplo, como adultos, é determinante para a aprendizagem, o desenvolvimento e a saúde dos bebés, crianças e adolescentes que nos são próximos. Eles imitam-nos, desde sempre, mesmo que nos pareça que não se apercebem, entendem ou memorizam. Vejo isto diariamente nas minhas consultas, nos mais pequenos gestos, preferências, rejeições, sintomas e sinais de doença física, mental e emocional.

A ciência do amor

Ver e acolher os pensamentos, emoções e sentimentos com amor

Os pensamentos, emoções e sentimentos são pilares vitais para uma saúde consistente e resiliente.

Como *Homo sapiens* que somos, os pensamentos (inconscientes ou conscientes) são essenciais à nossa espécie, podendo adoecer-nos ou curar-nos, consoante a sua natureza! Eles fazem parte da epigenética, por isso influenciam enormemente a saúde física, mental e/ou emocional. Eles funcionam em cadeia, espontânea, sequencial, ainda que por vezes impercetível, consoante o nosso estado de conexão com os mesmos. Os pensamentos originam emoções e sentimentos, que desencadeiam novos pensamentos e assim sucessivamente.

As emoções são, por vezes, olhadas como um «bicho-papão» ou «parente pobre» da saúde. Mas está documentado cientificamente que, até aos 3 anos, tudo o que é vivido é convertido e armazenado como emoções. Ou seja, todos nascemos naturalmente emocionais![1] A racionalidade (lógica e mental) só ficará desenvolvida mais tarde e gradualmente. Negligenciar isto significa comprometer, desde tenra idade, a saúde física, mental e emocional, a curto, médio e longo prazo.

---

[1] McClafferty H. *An Overview Of Pediatric Integrative Medicine*. Pediatric Annals, 1 de junho de 2019; 48(6): e216-e219.

As emoções são o resultado dos pensamentos, em relação às experiências vividas, após a perceção das mesmas pelos nossos sentidos. A forma como elas são vistas e acolhidas determinará (ou não) sintomas físicos, mentais e/ou emocionais, bem como a intensidade e a duração dos mesmos. Como diz António Damásio, médico e neurocientista, «as emoções têm palco no corpo», atuando nele e em todos os sistemas de órgãos. As emoções não são mentais (lógicas), ao invés dos pensamentos. Os sentimentos distinguem-se das emoções porque são a experiência mental que temos do que se passa no corpo.

Podemos olhar para as emoções como viajantes entre o corpo e a mente, que garantem a resposta neurobiológica, básica e essencial, para a regulação e a sobrevivência da espécie humana. São também essenciais para a aprendizagem, a criatividade, a socialização e os relacionamentos.

Para uma boa saúde é preciso saber identificar e lidar com pensamentos, emoções e sentimentos, sem tabus, julgamentos nem tentativas de manipulação. Ou seja, é fundamental vê-los e escutá-los com amor (incondicional), mesmo que não gostemos nem os compreendamos naquele momento. Isto implica tempo, foco e dedicação, para fazer o *check-up* dos pensamentos, emoções e sentimentos, quando avaliamos e queremos promover a saúde em contexto de pediatria.

Escutar com o coração (e não só, com a mente) e olhar de forma compassiva, empática, aberta e sem pressa faz muita falta. Porque todos — pensamentos, emoções e sentimentos — são importantes e válidos. E não esqueçamos que a linguagem não verbal (por exemplo corporal ou das brincadeiras) é a mais rica e genuína, estando presente desde o nascimento. Este escutar (verbal e não verbal) permite dar espaço a pensamentos, emoções e sentimentos que estariam mudos ou bloqueados, vê-los e consequentemente traçar um plano mais eficaz para a saúde.

O amor na pediatria

No verão de 2019 decidi despedir-me do hospital onde trabalhei durante quase uma década. Foi ousado, sim, mas senti necessidade de mudança, mesmo que isso significasse recomeçar do zero. Sair da zona de conforto sempre me fez tremer de medo e de entusiasmo, simultaneamente. E, apesar de ter sido bem desafiante, havia uma convicção forte no meu coração a conferir-me força e fé para criar um novo projeto, o meu!

E depois veio a pandemia de covid-19, que nos encheu a todos de incertezas e inseguranças, mas a minha convicção foi-se mantendo forte. Não foi um mar de rosas, mas convém lembrar que as rosas têm espinhos, para poderem florescer e viver com autenticidade e integridade. Talvez a conjuntura fosse os espinhos necessários para as minhas rosas…!

Então, mergulhei, mais profunda e seriamente neste caminho. Estudei e fiz formações certificadas e… parti para a prática!

Nestes últimos três anos, tão desafiantes e singulares para todos nós, apercebemo-nos de que a medicina e outras áreas da ciência precisam de evoluir para dar melhor resposta a quem delas necessita. Todos sentimos, nalguma medida, que o bem-estar físico, mental e emocional, e a «certeza do amanhã», foram abalados e colocados à prova. Muitos percebemos também que havia falta de amor saudável, seja por falta de tempo ou por falta de saúde no amor. Passámos a experienciar, aceitar e integrar que, afinal, a tal «certeza do amanhã» não é possível nem saudável, porque a vida é sábia, fluida, inconstante e garantidamente incerta, quer queiramos quer não! No fundo, passámos a aceitar que a incerteza é certa e saudável.

Assim, mais do que nunca, a minha prática clínica pedia-me para incluir o amor nos meus estudos e consultas, sobretudo porque ansiava aplicá-lo e difundi-lo, para benefício da saúde das famílias que atendia. Tinha nascido um novo propósito: criar tempo para o *check-up* do amor e de todos os pensamentos, emoções e sentimentos, nas minhas consultas por doença ou rotina, incluindo do foro pré-natal ou da parentalidade consciente.

Gradualmente, aprofundei os meus conhecimentos científicos sobre o amor, com o intuito de complementar a prática da promoção, prevenção e tratamento das doenças. Foi assim que o estado de saúde do amor (próprio e ao outro), das crianças e famílias passou a estar incluído diariamente nas minhas consultas. O amor passou a fazer parte da minha prescrição médica. E tudo isto fez-me crescer nas minhas realização e eficácia profissionais.

> Ver, escutar e incluir o amor é, para mim,
> um ato médico imprescindível!

Nenhuma tecnologia pode ver nem substituir o amor. Nenhum medicamento poderá amar! O amor é doutorado na arte de curar o corpo e a mente, de miúdos e graúdos! Claro que, se há necessidade de intervenção medicamentosa ou outra, essa também não é excluída, como é lógico. Ela cura, mas pode não ser suficiente...

Nesta nova jornada amorosa científica cruzei-me com áreas de diferentes nomenclaturas, perspetivas e origens, mas que, pela mão da ciência, estendem e convergem o olhar para a saúde do amor.

Partilharei convosco diversos conhecimentos que adquiri e abrangem as seguintes áreas: coerência cardíaca (HeartMath Institute®), parentalidade consciente (Academia de Parentalidade Consciente®), neurobiologia do amor (Dra. Sue Carter) e teoria polivagal (Dr. Stephen Porges), imunologia afetiva, psicossomática, epigenética e trauma pediátrico. Todas me fascinam e se interligam e complementam, por isso acrescentam valor à minha prática médica.

Também tenho desenvolvido, como coautora, um projeto único em Portugal, chamado Programa Emogenius®. Ele foi validado em 2023, com o apoio da Faculdade de Psicologia da Universidade do Porto, e tendo como foco a saúde e a consciência emocional, tendo por base o binómio corpo – mente, em idade pré-escolar. As escolas, tal como a família, são um meio de eleição para prevenir e auxiliar no diagnóstico e no tratamento da saúde física, mental e emocional.

A ciência do amor tem vindo a captar mais a paixão e a atenção de biólogos, imunologistas e neurocientistas, entre muitos outros. E, paulatinamente, a ciência rende-se ao impacto dele na saúde, que é, aliás, a essência da vida humana.

Sem dúvida, o amor tem uma ciência muito própria e que está intimamente ligada à saúde. Ele produz uma cascata bioquímica e neuroendócrina que atua nos sistemas neurológico/nervoso e endócrino, influenciando consequentemente todo o corpo e a mente.

Nutrir o amor saudável

O amor é uma força natural e vital, que se inicia na fase pré-concecional e continua durante a gestação, pela vida toda. Por isso, a primeira grande escola sobre amor, saúde e relações tem lugar no útero materno. E, como um aluno aplicado, aprende através de todas as experiências, que ficarão guardadas na memória do corpo e da mente. Assim, o amor nunca fica confinado ao coração, mas flui entre pensamento, emoção, sentimento e ação, contribuindo para a nutrição e o desenvolvimento de todo o corpo humano.

Para uma saúde plena não basta existir amor, ele precisa de ser nutrido de forma saudável. Agora convido-vos a refletir sobre duas questões essenciais:

O que é o amor saudável?

Pelo que tenho estudado e observado, ele é inevitavelmente imperfeito, sem que isso seja defeito! Depende do alinhamento das nossas intenção, atenção, postura e ação, nomeadamente como pais, familiares ou cuidadores de cada bebé, criança e adolescente. Ajudará muitíssimo:

- viver no momento presente (aqui e agora) — com aceitação, gratidão e sem a prisão de crenças limitadoras nem de expetativas irreais. Mesmo que não entendamos o «porquê» e/ou o «para quê». Esta é a

melhor forma de ser saudável e de viver em conexão integral com a vida!
- assumir a responsabilidade pessoal pelas nossas escolhas e ações — sem julgamentos, inércia nem vitimização. Claro que há circunstâncias que não conseguiremos controlar, mas a autorresponsabilização (bem diferente da culpabilização) pela saúde do amor e pelo amor à saúde plena, em família, é um pilar que nenhum médico conseguirá substituir. Cada um fará a sua parte!
- priorizar o autocuidado parental, porque a saúde dos filhos depende da dos pais!
- equilibrar a relação do casal (mesmo se separado). Os filhos surgem porque há (houve) um casal como pilar. Se a (ex-)relação não estiver saudável, então os filhos deixarão de sentir a segurança de que necessitam para serem verdadeiramente saudáveis. Mesmo que sejam bebés, porque é uma questão instintiva, que eles detetam inevitavelmente.

Será que o amor que experienciamos e manifestamos é sempre saudável?

Nem sempre temos consciência, mas na verdade não (eu incluída), pelo menos em alguma(s) fase(s) da vida. É um processo, por vezes ao estilo de montanha-russa, marcado por avanços, recuos, paragens, subidas e descidas. É um desafio universal e não tem receitas únicas, mágicas, rápidas nem instantâneas. Cada família teve, tem e terá a sua história única de amor, ora saudável ora adoecido, mesmo se apenas inconscientemente... E cada família renovará, de acordo com as suas necessidades e desafios específicos, uma trajetória única no caminho de retorno para o amor saudável.

Bem sei que esta é uma missão que parece ser, por vezes, hercúlea para todos nós. Eu costumo comparar a parentalidade amorosamente saudável às quatro estações do ano. Todas são normais e necessárias para o fluir da vida terrestre. Sermos mais abertos e compassivos, ajudará a viver todas as estações, mesmo as não preferidas. Certamente que o amor não estará sempre no seu verão. Mas o outono que lhe sucede, prepara-nos para o inverno, que trará a primavera e eclodirá no verão.

Assim, ter consciência e aceitar, com humildade e vulnerabilidade, que o amor não estará sempre saudável (desamor), tornar-nos-á mais fortes neste rumo e permitir-nos-á descobrir novas formas para lá chegarmos. Esta consciência elevará a nossa saúde plena, física, mental e emocional, e por consequência a dos filhos também!

Ao longo do livro falarei nas várias formas de semear e cultivar este amor saudável, com consciência e atenção plenas e compaixão. A compaixão nada tem que ver com pena, desculpa ou perdão, mas é uma ferramenta fundamental a usar quando nos apercebemos de que o amor não está saudável. Porque entrar na roda, viciosa e doentia, da pena e da culpa só deixará o amor tonto e fraco das pernas, e daí advirá doença (física, mental e/ou emocional). O amor incondicional, com aceitação e gratidão, abre a porta à compaixão e a mais saúde.

A pandemia ampliou, de forma crua e objetiva, as fragilidades, por vezes escondidas, do nosso sistema imunológico! E este sistema (físico, mental e emocional) também se interrelaciona, tal como todas as células do nosso corpo - mente. Por isso sublinho a importância da imunologia afetiva, ligada à neurociência, que estuda a ponte entre a função e a qualidade do sistema imunológico e as emoções, através dos neurotransmissores que elas naturalmente produzem. Há, aliás, cada vez mais investigadores e especialistas numa área designada psiconeuroendócrinoimunologia, que integra os saberes da psicologia, da neurologia, da imunologia e da endocrinologia, ao serviço do entendimento da saúde e da doença.

E assim a ciência pula e avança, no caminho do amor, para um mundo mais saudável! Exatamente como uma criança, ávida por mais conhecimento e harmonia.

O problema não são as emoções, que aliás não devem ser consideradas boas nem más... Podemos desejá-las ou não, mas isso tem que ver com expetativas e crenças. Todas fazem parte do universo humano e são necessárias para a nossa vida. São determinantes para a saúde não só a forma como regulamos e lidamos com elas, mas também como lhes damos expressão e inclusão no tempo. Para que possam cumprir a sua função e ser frutíferas e não desarmoniosas (doentias) na missão da adaptação corpo - mente à vida. A rejeição, a crítica ou a ignorância das mesmas contribuirá para que aumentem, mesmo se silenciosamente, ou se mascarem eventualmente noutras. E o resultado será a doença, porque a desregulação emocional afeta o corpo - mente.

A medicina corpo - mente: o futuro

A medicina do futuro focar-se-á, cada vez mais, no corpo-mente e enfatizará esta interligação, permanente e interdependente, na promoção da saúde e na prevenção e tratamento das doenças. Está demonstrado que o equilíbrio deste duo inseparável tem efeitos diretos em todos os aparelhos e sistemas[2,3]. Logo, se desejarmos saúde física, mental e emocional, olhar para a natureza da cadeia pensamentos/emoções/sentimentos é crucial. É maravilhoso, não é?! Acredito que valerá mesmo a pena olhar com carinho e atenção para a saúde emocional, desde sempre e... para sempre!

Atendendo a que os bebés nascem naturalmente emocionais, este cuidado é então fulcral desde início para garantir o bem-estar físico, mental e emocional, a curto, médio e longo prazo. Quantos adultos têm problemas físicos, mentais e/ou emocionais, porque estes cuidados não foram uma prioridade, desde a infância? Hoje, este conhecimento está cada vez mais difundido, ao contrário do que sucedia há anos. Por isso, se atualmente somos adultos e temos consciência de que houve eventos da nossa infância/adolescência que necessitam de cuidados pelos profissionais de saúde, ainda vamos a tempo de dar mais harmonia ao que foi vivido. Na verdade, calcula-se que tal deve ter acontecido à maioria de nós! Desta forma seremos adultos mais

---

[2] McClafferty H. *An Overview Of Pediatric Integrative Medicine*. Pediatric Annals, 1 de junho de 2019; 48(6): e216-e219.

[3] McClafferty H. *et al. Pediatric Integrative Medicine*. Pediatric Annals, setembro de 2017; 140(3):e20171961.

saudáveis e felizes, o que é indispensável para filhos igualmente mais felizes e saudáveis. Vejo frequentemente que os pais que não priorizam as respetivas saúde e felicidade, a saúde dos filhos pode não atingir a plenitude. É como no avião: recomenda-se que, caso haja despressurização, os adultos deverão ser os primeiros a colocar a máscara de oxigénio, para que então possam ajudar as crianças. Esta prioridade garante o posterior cuidado das crianças, em simultâneo e em igualdade de importância.

Convido-vos agora a olhar para o amor e a poesia na saúde, segundo a ciência e a minha experiência.

A ciência da poesia

A poesia, como referi, era inexistente na minha vida até há cerca de seis anos. Nunca tinha lido poesia, a não ser por obrigação escolar, e talvez por isso nunca tivesse imaginado que um dia iria escrevê-la.

Lembro-me de que, antes de ela ganhar vida em mim, tinha lido na internet (não me recordo da fonte) algo que mereceu muito a minha atenção: «A poesia tem força de cura!» Na ocasião fiquei surpreendida e achei mesmo estranha esta ligação... Até que, numa fase de grande cansaço mental, mas de muito amor, dei por mim a escrever (a minha) poesia! Parecia que eu precisava de não conseguir pensar para poder sentir a vida da poesia em mim.

A poesia não tem que ver com o que a mente pensa, mas com o que se sente para lá da lógica do pensamento.

Nos últimos três anos fui-me rendendo a escrever a minha poesia, porque ajudava a expressar-me, mais livre, genuína e saudavelmente. Tenho sentido, aliás, alívio do meu cansaço mental quando leio ou escrevo poesia. Ela equilibra-me o corpo e a mente, sobretudo quando estou perante pensamentos, preocupações e emoções mais intensos e desafiantes. Este foi o impulso necessário para me abrir e explorar o que a ciência já tinha descoberto sobre a ligação entre a poesia e a medicina.

A poesia é bem mais do que palavras, sendo que as palavras têm a máxima importância. Através do ritmo, das rimas e das metáforas, que elas proporcionam, isoladas ou entrelaçadas numa frase, a magia da poesia acontece. Escrever poesia e/ou lê-la gera experiências únicas, seja a nível mental, emocional ou corporal. Pode não ser à primeira, mas a poesia toca o corpo e a mente do ser humano. Incluindo nas crianças.

A escrita da minha poesia, em tempos de pandemia, foi maior do que nunca. Talvez por ter sentido que me permitiu conhecer-me mais e desfrutar da beleza e sabedoria da vida. Logo, influenciou positivamente a minha saúde. Publicá-la neste livro, aconteceu de uma forma natural e inesperada, pois acredito que possam sentir algo especial também, incluindo na vossa saúde mental, emocional e física.

Ao pesquisar as investigações mais recentes sobre poesia e medicina, deparei-me com vários estudos sobre poesia, pandemia e medicina. Que curioso, pensei...! Aquilo que me aconteceu foi surgindo também noutros pontos do mundo. Como se houvesse um despertar mundial para a poesia, num contexto de doença tão peculiar e intenso como a pandemia. Os autores dos estudos concluíram que a combinação das palavras, o ritmo, as rimas e as metáforas potenciam a expressão e a recuperação física, emocional e mental, mesmo em contexto de doenças graves e de traumas. E evidenciam que a poesia exerceu medicina em contexto de pandemia[4, 5]. Tal está relacionado com o facto de que as palavras têm uma força com imenso potencial curativo! E isto permanece válido para bebés e crianças, mesmo sem terem

---

[4] Xiang DH, Moon Yi A. *A Look Back And A Path Forward: Poetry's Healing Power During The Pandemic.* J Med Humanit, dezembro de 2020; 41(4): 603-8.
[5] Barret E. *et al.* «*Storytelling And Poetry In The Time Of Coronavirus.*» *Irish Journal of Psychological Medicine* , dezembro de 2020; 37(4): pp. 278-82.

ainda linguagem verbal. Por isso, se sentirem curiosidade, podem observar o efeito das vossas palavras no vosso bem-estar físico, mental e emocional, e no dos vossos filhos.

A primeira vez que isto me tocou de forma marcante foi numa consulta em que uma mãe, cansada e desesperada, disse à bebé com menos de quatro meses: «És feia, estás sempre a chorar.» Achei curioso o facto de a intensidade do choro ter aumentado após a mãe ter falado. A natureza das palavras, o tom de voz e a expressão facial da mãe ao dizer estas palavras fizeram a bebé sentir algo ainda mais desconfortável, daí ter chorado ainda mais fortemente. Nessa altura contei à mãe o que eu tinha observado, sem julgamentos, e propus-lhe fazer a experiência de usar outro tom de voz e outras palavras mais amorosas. E, como imaginam, a bebé sentiu o amor da mãe (mais incondicional), porque acalmou-se e relaxou nos braços dela.

Podem experimentar o que vos fizer sentido, com total abertura, sem julgamentos nem expetativas. E se, porventura, parecer não resultar, sugiro que tentem fazê-lo noutra ocasião, ou até explorar outras formas, nomeadamente pela música, pintura, fotografia, dança ou outras artes, que são também elas próprias poesia. Podem igualmente entregar-se a descobrir a poesia que a vida vos serve todos os dias, nos mais pequenos pormenores. Ajudará a apurar os vossos sentidos e a experienciar como a poesia pode entrar no vosso corpo - mente.

Quando estamos presentes na vida, a poesia é natural aos nossos olhos e aos restantes sentidos! Sugiro que experimentem ler poesia para os vossos bebés e crianças e observem a reação. Pode ser com música, dança ou outro tipo de expressão artística.

A era atual, nomeadamente com todo o contexto da pandemia de covid-19, abriu uma janela de oportunidade de evolução. E sem dúvida reforçou que a humanidade, o amor e a medicina têm margem para se aperfeiçoarem. Aliás, a perfeição é um caminho de (im)perfeições, repleto de humildade, responsabilidade, criatividade e inovação! E se isto começar por cada um de nós, que funcionamos como espelho/professor para as nossas crianças, elas aprenderão de forma brilhante.

> Acredito profundamente que, através do amor e da poesia, a saúde terá um salto evolutivo grandioso!

Quando a doença surge, automática e instintivamente parece-nos que a vida errou ao criar-nos aquela doença. Mas este é um preconceito que será benéfico mudar... para curar a doença. E a poesia tem a capacidade de nos convidar a ver outras perspetivas, possivelmente mais saudáveis!

A vida acerta,
O que nos desacerta!
A saúde desafia
Pois no Amor confia!

Numa mão
Pesa o desafio
E na mão do coração,
Repousa a solução.

A vida é certa
E concerta,
Num abraço do Amor!

Reflexão do coração

Este poema nasceu da minha consciência de que a vida acerta muitas mais vezes do que nos parece à primeira vista! Como referi, senti isso a propósito do edema da glote! E realmente tudo tem um propósito, mesmo que não consigamos compreendê-lo de imediato.

Ao ler este poema, desde o coração, com amor pela vida que temos, podemos tomar consciência de que a vida realmente acertou em muitos momentos, do que até agora duvidávamos. E repare como eles abriram caminhos desafiantes, mas únicos e transformadores... Talvez isso agora dê origem a novos pensamentos, emoções e sentimentos.

Como fica a sua sensação de bem-estar? Sente diferenças? Mais saúde e amor?

Deixe-se fluir, sem julgamentos, porque não existem respostas (im)perfeitas.

Nota importante: caso sintam necessidade, aconselho a procurar apoio profissional para que caminhem, mais fácil e eficazmente, para mais saúde e amor! Investir na sua saúde permitirá melhorar também a dos seus filhos.

A MEDICINA DA POESIA

Quem aprecia poesia sente os seus benefícios, a um nível muito profundo, uma vez que mente, corpo e coração são sensíveis à sua «magia».

Hoje em dia considero-a um «ser vivo». Deixar-me nutrir pela poesia permite-me ver e sentir a vida, de uma forma única. Sinto que ela enriquece a minha vida, levando-me a desfrutar mais dela e a aprender e integrar a sabedoria inata de cada dia.

A ciência tem vindo a explorar a relação entre poesia e medicina. Não é um estudo fácil nem convencional. Curiosamente, na pandemia, com o alvo direcionado sobretudo para a prevenção e o tratamento do covid-19, houve quem se dedicasse ao estudo e à comprovação do conforto da poesia e do seu poder na cura. Acho que a ideia foi não só poética como muito oportuna!

Dar lugar à poesia

Sinto que a medicina é uma arte, apesar da objetividade que também compreende. E, por isso, entendo que ao abrir-lhe as portas da poesia podemos conferir-lhe mais leveza, beleza, amplitude, profundidade e sabedoria. Para mim, a poesia é igualmente uma arte, que pincela, com palavras, a vida dos pensamentos, emoções e sentimentos. É uma forma de olhar e viver a vida, no aqui e no agora, com atenção plena e mente de principiante.

Ela pode ser degustada, sozinhos ou com companhia, e fonte de reflexão, autoconhecimento, desenvolvimento pessoal e criatividade. Quando a poesia é partilhada e conversada em grupo, nutre de forma especial a comunicação entre essas pessoas, impactando nos pensamentos, emoções e sentimentos de todos. E isso é muito interessante para a promoção de saúde e a cura de doenças.

A medicina tem muitos poetas espalhados pelo mundo. Coincidência? Não creio... E será que é a medicina que faz (re)nascer poetas e/ou os poetas fazem a medicina (re)nascer? É uma questão que levanto, olhando para o meu caso em particular e para a existência de inúmeros poetas médicos espalhados pelo mundo. Será que fazem-no como ocupação dos tempos livres? Como autodescoberta? Como partilha de um eventual dom? Como ato terapêutico, para si e para os outros? Ou por outro motivo?

E o que será que os levou a escrever? Foi uma questão de saúde e/ou de doença, própria e/ou do outro, que os despertou para esta arte-medicina? Terão sido a observação, a contemplação e a imaginação sobre a vida?

Quando me enamorei pela poesia, e como ela me permitia ver e entender melhor alguns sintomas e sinais no meu corpo - mente, comecei a pesquisar artigos científicos, o que diziam outros poetas e médicos sobre estes temas. Durante décadas, a medicina e a poesia «não eram vistas juntas», mas o cenário tem vindo a mudar! Para meu espanto e alegria, soube recentemente que a minha faculdade, o Instituto de Ciências Biomédicas de Abel Salazar, da Universidade do Porto, tem, desde 2021, uma unidade curricular na área da poesia, sob uma visão holística! Fez-me lembrar a frase inesquecível que figurava num cartaz à entrada da faculdade: *«O médico que só sabe de medicina, nem de medicina sabe!»*

O mesmo acontece há já alguns anos, nos currículos de várias faculdades de medicina de renome mundial. Em Harvard, por exemplo, o Dr. Rafael Campo, médico e escritor, prescreve poesia aos estudantes, pacientes e médicos! Ele próprio edita poemas na conhecida revista médica *JAMA* (*Journal of the American Medical Association*). E há toda uma «caixa de Pandora» para descobrir, para quem quiser saber mais sobre a relação entre poesia e medicina.

Acredito que a poesia existe em cada um de nós, independentemente da profissão que abraçamos. A poesia é humana e humaniza-nos, creio! Eu passei a (pr)escrever poesia e sinto enormes benefícios!

Recentemente, em 2021, a reconhecida Academia Americana de Pediatria publicou um estudo sobre quais os efeitos da poesia em crianças hospitalizadas. Aí se demonstrou a melhoria da saúde emocional dessas crianças através da poesia[6]. Fiquei emocionada com esta iniciativa, com os resultados desta investigação e desejo muito que mais estudos se dediquem a esta união poesia/medicina na área da pediatria. Acredito que a humanização da saúde ganhará, assim como a saúde de quem lá trabalha ou aí se encontra como paciente.

O benefício das rimas é também reconhecido pelo Dr. Peter Levine, médico especialista mundial na área do trauma. Seja

---

[6] Delamerced A. *et al. Effects of a Poetry Intervention On Emotional Wellbeing in Hospitalized Pediatric Patients*. American Academy of Pediatrics, Hospital Pediatrics (2021) 11 (3): pp. 263–69.

a título preventivo seja para auxiliar na cura de traumas em idade pediátrica. Ele afirma que «poemas simples, assim como outros que inventes com o teu filho, podem ser uma maneira adorável de apoiar o processo de sanação».[7]

---

[7] Peter Levine, Magine Kline. *Tu Hijos a Prueba de Traumas. Uma Guía Parental Para Infundir Confianza, Alegria e Resiliencia*. Eleftheria, 2017, pp. 62-69.

— PARTE 2 —
DESCOBRIR OS MISTÉRIOS DA SAÚDE

Saúde e doença: à procura do equilíbrio e... do amor

A saúde e a doença são como os dois pratos da mesma balança, sendo a balança a nossa estrutura humana corpo-mente, da qual o coração faz parte, como ponte. Todos interagem, na busca do equilíbrio, dia e noite, de forma dinâmica e ininterrupta! Portanto, não são independentes, mas intimamente relacionados e vinculados. Assim, em jeito de poesia, podemos ver a saúde e a doença como companheiras e amigas, para toda a vida, que dançam olhos nos olhos, com amor, rumo ao mesmo objetivo: mais saúde! E quando se leva o amor na bagagem, a vida torna-se mais leve e agradável.

A doença não é obrigatoriamente necessária, mas acaba por ser uma janela de oportunidade para criar, reparar e/ou aperfeiçoar mecanismos e caminhos para mais saúde. Isto visa garantir a sobrevivência e a evolução da espécie humana.

Então, a doença não é um azar nem tem por intenção desgraçar a nossa vida, mas desafiar-nos, ainda que por vezes o seja em grande escala. Claro que desde logo é comum e humano não pensar assim. Isso é normal.

A doença convida-nos a refletir sobre duas questões diferentes e vitais: «porquê?» e «para quê?»

Ressalvo que, quando se trata de doenças nos bebés, crianças ou adolescentes, elas são um convite direto aos pais para estas duas perguntas-chave. Não tenho dúvidas de que os sintomas só poderão ser verdadeira e completamente curados com um olhar atento, curioso e aberto para elas. Senão, eles até poderão ir desaparecendo, mas o problema ressurge de outra forma, por vezes sem conexão aparente.

Pergunta-chave: porquê?

Qual a razão, a origem, do sintoma/doença?

O «porquê» remete para a fisiopatologia explicada na literatura médica, que importa compreender para prevenir e tratar. No entanto, muitas doenças permanecem sem causa conhecida até hoje e acabam por ser curadas… Ou seja, na verdade, a cura não depende (exclusivamente) do «porquê».

Cabe ao médico averiguar e partilhar esta informação, na consulta médica, com um olhar individualizado e humanizado, e, por isso, amoroso! A conexão e a qualidade da relação médico/paciente/família beneficia muito com a empatia e a compaixão; não paternalismo nem autoritarismo; nem a negação, a vitimização ou a dramatização. É muito frequente cair nalgum destes estados, que minam a conexão médico/paciente e encontrar a melhor e mais rápida solução para a recuperação da saúde. Realço que estes estados são muitas vezes inaparentes, mascarados e/ou inconscientes e involuntários. É importante estar atento e observar sem julgamentos…

Pergunta-chave: para quê?

Qual a intenção/propósito do sintoma/doença? Para que surge e naquele preciso momento?

O «para quê» é o desafio desconfortável, para um mergulho pessoal/familiar interno, para perceber quem somos realmente, onde e como estamos, na linha pessoal da nossa vida. É também sobre como nos sentimos com quem somos e o que fizemos. Ou seja, é sobre como está a nossa verdadeira autoestima, que está, aliás, muito relacionada com o nosso sistema imunológico. Assim, poderemos compreender verdadeiramente o propósito da doença!

Apenas de coração e mente abertos, e muito provavelmente com ajuda, se consegue percorrer, com sucesso, o caminho do «para quê». Este caminho não costuma ser instantâneo nem fácil, em linha reta ou com atalhos rápidos e superficiais.

A sabedoria da mente é essencial para se responder ao «porquê», mas a sabedoria inerente aos nossos corpo e coração, que é específica de cada um, é a chave para o «para quê?». E muitas vezes é necessário ver para lá do que já foi visto (ou «mal» visto ou esquecido), com humildade e sem expetativas nem crenças limitantes. Ou seja, estar de coração e mente abertos faz falta... para desvendar os «mistérios da saúde!»

> É na integração destas duas perguntas-chave,
> que o corpo – mente - coração, do paciente,
> família/cuidadores e profissional de saúde encontram o melhor
> caminho para um novo equilíbrio mais saudável,
> estável e duradouro.

A cura e a prevenção das doenças agradecem estas duas respostas-chave, sendo ambas essenciais e insubstituíveis para o reequilíbrio perdido. No fundo, o reequilíbrio perdido deseja um novo e melhor equilíbrio, sempre que possível.

Às vezes, bem sei, é difícil evitar ou lidar com o medo, o pânico, a raiva e a tristeza excessivos, ou outra emoção intensa, sobretudo quando é a saúde de bebés ou crianças que está em questão e o *«porquê»* é pouco claro ou mesmo desconhecido. E isso não está propriamente errado, porque pode mesmo fazer parte do caminho necessário.

Desistir do caminho do *«para quê»* pode ser tentador, mas perde-se uma oportunidade de ouro para conhecer a verdade sobre a origem da doença. E também não está errado, é uma opção, que terá uma consequência habitualmente diferente de percorrer esse outro trajeto. No entanto, sugiro abrirmo-nos a estas duas perguntas, com abertura e curiosidade!

> A doença tem uma espécie de missão na nossa vida,
> mesmo que à primeira vista (e segunda)
> isto possa soar bizarro, confuso ou desnecessário!

Aceitar a doença é o primeiro passo que permite abraçar o *«para quê»*. O oposto, a não aceitação, não permite mergulhar nesta questão vital! E isso pode fazer uma diferença gigantesca, quer na prevenção quer no tratamento, sobretudo quando o «porquê» não é claro ou ainda parcialmente desconhecido. Convém ressalvar que a aceitação não é resignação, passividade ou indiferença por se estar doente. É permitir ver a realidade presente e tomá-la tal como é, com humildade, vulnerabilidade e responsabilidade, para se autodescobrir e corresponsabilizar pela cura.

Claro que há fases da doença em que os mecanismos de saúde já estão tão debilitados e a cura não é possível. Afinal, nenhum ser humano é imortal. Mas essa não é a realidade habitual no mundo da pediatria.

Outra vantagem destas visão e postura é que se colocarmos isto em prática os mais pequenos aprenderão, desde logo, a olhar e explorar este tesouro para a sua saúde e a dos seus descendentes. Todos sabemos que eles são os melhores observadores e imitadores dos nossos comportamentos e ações.

Ter estes conceitos presentes poderá ser uma mais-valia para ajudar a fortalecer-vos, de forma mais tranquila e assertiva, na prevenção e na cura dos vossos filhos, a partir de casa! E, claro, também na vossa saúde. E sempre com amor na bagagem, e já agora... com poesia!

O «para quê» é específico de cada um e de cada família. Isto explica porque o mesmo tratamento não tem o mesmo efeito, em várias pessoas (mesmo irmãos gémeos), da mesma família ou em famílias diferentes, mesmo parecidas. O contexto pessoal e familiar faz toda a diferença.

Vocês são cruciais nesta missão de detetive, em parceria com o vosso médico de eleição! Não desanimar é importante, porque a resposta do «para quê» nem sempre parece lógica ou rápida, mas nem tudo é (ainda) lógico nesta vida. E a rapidez é muitas vezes inimiga da perfeição, como sabemos.

Se nos recordarmos de que o amor comanda a vida, é lícito admitir e indagar se a doença pode revelar de alguma forma um amor (próprio ou pelos outros) menos saudável. Pela minha experiência, é muitas vezes isso que se traz à consciência nas consultas. É primordial criar abertura e tempo para fazer o *check-up* do amor! E isso envolve observação e escuta, livre de julgamentos, empatia e compaixão.

Por outro lado, talvez até de uma forma mais consciente saibamos que o amor é um motor importante nas curas mais desafiantes. Todos conhecemos casos que o demonstram. O amor será uma espécie de tira-nódoas das doenças físicas, mentais, emocionais, pessoais e familiares! Os medicamentos e/ou terapias auxiliam bastante, mas o (des)amor é de presença obrigatória, em todas as doenças. E nunca nos esqueçamos: *o amor não cabe num comprimido!*

Somos mais felizes quando amamos e mais saudáveis quando damos e recebemos, em equilíbrio, amor. Mas só o amor saudável é que nutre a saúde e sana a doença.

O estudo do amor é ainda desafiante para a ciência e foi durante muito tempo considerado como independente da saúde e da doença. O amor era sobretudo do domínio dos filósofos, poetas, sonhadores, artistas…

Na verdade, ele não se encaixa na avaliação mais convencional da ciência. E por isso, para os cientistas mais resilientes, que não desistem de estudar a ciência do amor, ele continua a ser um alvo muito apetecível! Creio que a saúde agradecerá e se engrandecerá com este (re)conhecimento.

No meu dia a dia constato inúmeras vezes que, se o amor se torna mais saudável, os pratos da balança saúde/doença dançam e equilibram-se de uma forma única. Já o inverso gera ou agrava o desequilíbrio, afastando-nos da saúde. E isto interfere inevitavelmente no bem-estar físico, mental e emocional. Esta é uma forte razão que explica que os fármacos não são tão eficazes como *in vitro* (no laboratório de investigação), quando o estado, individual e familiar, de saúde do amor não é visto nem reforçado. Pode também justificar porque o mesmo fármaco deixa de ter o mesmo efeito, que outrora teve, no mesmo paciente.

A saúde reflete o amor saudável e a doença procura-o! A saúde e a doença desejam-no com a mesma intensidade!

Não há receitas iguais para o amor saudável, porque cada ser humano é único, seja genética e epigeneticamente, na história pessoal e transgeracional, nas caraterísticas, necessidades e limites específicos. No entanto, de acordo com o que tenho vindo a estudar e observar, seja na área da parentalidade consciente seja na dos vínculos seguros ou noutras afins que já mencionei, os *cinco ingredientes imprescindíveis a ter em casa, para a saúde do amor*, são:

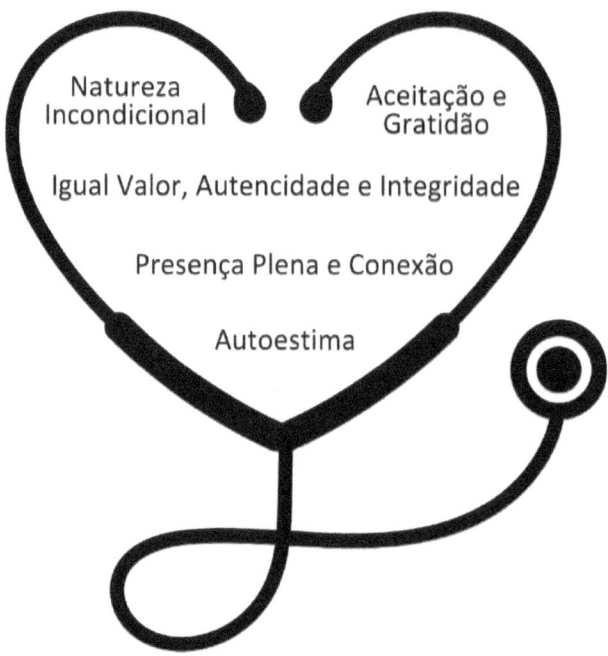

Antes de mais, todos são igualmente importantes e insubstituíveis!

O amor de *natureza incondicional* (saudável) é uma atitude, não uma emoção estática, é um movimento que age e espalha saúde.

É ele que nos enriquece, como pessoa e na família, e que fortalece a saúde do vínculo. É ele que nos orienta no caminho imperfeito da perfeição. Neste contexto, a ocitocina, hormona do amor, é produzida e liberta-se no corpo - mente de quem o dá e recebe. Ele é livre da escravatura das condições mentais (im)perfeitas, que não dizem respeito aos limites e necessidades naturais, individuais e familiares. Nem espera que seja estritamente de uma determinada maneira, sob mitos e crenças limitadores ou sabotadores, rótulos, racionalismos, que aprisionam a essência de cada um e o respeito por cada ser e momento, tal como se nos apresenta.

Os bebés nascem naturalmente especialistas no amor incondicional. Por isso sentem-no, expressam-no e retribuem-no, de forma plena e autêntica, inclusivamente durante a gestação. São extremamente sensíveis e amam literalmente dar e receber amor, com espontaneidade e genuinidade, mostrando como é simples, humano e nutritivo!

*A **aceitação** e a **gratidão** pelo que é* não têm que ver com passividade nem resignação. Em simultâneo, são uma força de vida única, nunca uma fraqueza! A negação afasta-nos da ação necessária e saudável e desgasta-nos, desregulando as emoções, os pensamentos e o equilíbrio corpo - mente. E isto, no que toca a miúdos e graúdos, refere-se, por exemplo, a aceitar as cólicas, as insónias, as birras, as doenças e outos desafios físicos, mentais e/ou emocionais. Na verdade, cada desafio é uma consequência necessária para algo ser visto, alterado ou melhorado. Aceitar e agradecer o desafio permite aproximar-nos da verdadeira e terapêutica solução, através de uma ação mais consciente e saudável.

*A **presença plena*** é bem mais do que a física, porque *conecta e nutre*, com profundidade, autenticidade e amor! Assenta na disponibilidade total (física, mental e emocional), naquele momento, desde o coração, sem queixas, resistências, automatismos, *multitasking* nem lutas contra o tempo. Para lá do vínculo, a presença plena garante também as necessidades humanas de sobrevivência: segurança (a principal), confiança, autoestima e a sensação verdadeira de sermos vistos, ouvidos, acolhidos, especialmente nos momentos mais desafiantes. E isto faz-nos sentir importantes, tal como efetivamente somos.

A presença é mais forte quando olhamos nos olhos, porque nos desliga das interferências negativas ou ruidosas que desconetam o próprio e do próximo. É o olhar real e pleno que tem o poder de intensificar a conexão de coração com coração e consequentemente entre corpos e mentes. Esta é uma ligação fisiológica, com base neurológica. Mesmo os bebés têm afinados os radares da presença plena dos pais/cuidadores. Eles têm radares desenvolvidos, únicos e genuínos, que utilizam para se sentirem seguros, vistos, escutados e amados. Sem presença plena a **conexão** adoece.

No amor saudável, vive-se em ***igual valor*** entre todos, com primazia pela ***autenticidade e integridade***, próprias de cada ser humano, independentemente da idade. Não há comparação (melhor, pior, preferido ou especial) nem exclusão de ninguém da família (vivo ou morto), porque todos, diferentes, são igualmente importantes e com direito a pertencer e a ser, com o mesmo valor, enquanto membro da família. A inclusão de todos fortalece a saúde do amor, já a comparação e a exclusão, não...

A **autoestima** *saudável* (diferente de autoconfiança) é a relação que cada um tem consigo próprio, como se vê, escuta, fala, acolhe e ama — com aceitação, gratidão e compaixão. Pelo que foi e é.

A autoestima das crianças depende muito (da) dos pais e também da sensação de amor incondicional, aceitação, ausência de expetativas, projeções, presença plena, confiança e reconhecimento. Por isso, cuidar da saúde da vossa verdadeira autoestima é tão necessário! A deles será melhor se a vossa também o for. Não são independentes. A natureza das palavras, gestos, olhares que lhes dão, nutre ou desnutre a autoestima dos vossos filhos. E isto é válido mesmo para bebés, porque conseguem sentir a intenção dos pais em cada gesto, em cada palavra, em cada olhar...

Tornar o amor saudável é então um poder e uma responsabilidade pessoal, desde casa, em família. Sendo que nos bebés e crianças a sua construção depende muito da natureza e da duração dos primeiros vínculos de amor com os pais e entre os pais, mesmo que estejam separados ou divorciados. A interrupção dos vínculos, mesmo se transitória, e a pobreza dos mesmos afetam negativamente a sensação de amor de cada filho, com consequências (imediatas ou não) na saúde física, mental e/ou emocional. E assim a saúde do amor se manifesta na saúde global e se passa epigeneticamente, através das experiências, de geração em geração. O passado da saúde do amor da família tem forte impacto na saúde e no amor dos descendentes, mesmo que não os tenhamos chegado a conhecer, por exemplo o pai, a avó ou a bisavó...

Diariamente, em família, a receita com estes cinco tipos de ingredientes pode ser personalizada, atendendo ao estado de saúde global e às intenções, necessidades e limites individuais e familiares. A melhor receita que funciona para a saúde do filho é igualmente boa para os pais individualmente e em casal. A isto se chama receita ecológica, porque serve em simultâneo todos por igual, sem prejuízo de ninguém!

Estes ingredientes de amor saudável são literalmente degustados pelo cérebro dos bebés, crianças e adolescentes, que é como quem diz que são apreciados, valorizados e permitem o saudável crescimento e desenvolvimento dos neurónios e restantes entidades cerebrais, mentais e, claro, também corporais e emocionais.

> E se a receita incluir todos estes ingredientes, a saúde do amor só pode melhorar! Acredito que o alimento preferido do cérebro, do corpo e da mente é... o AMOR!! Por isso adoro olhar e cuidar dele, em todas as consultas.

O PERIGO DE SEPARAR O CORPO DA MENTE

> O corpo saudável precisa de uma mente saudável.
> E vice-versa.
> Só assim seremos verdadeiramente saudáveis!
> O elo que os une e fortifica é o coração.

Separá-los não é compatível com um ser humano íntegro, funcional e saudável! Dissociá-los, como equipa que são, pode retardar a cura ou limitar a prevenção de doenças.

Corpo e mente são uma unidade que vive em simbiose, no sentido da harmonia e da saúde de todos nós. Assim, integrar a saúde dos pensamentos, emoções e sentimentos nos sintomas e sinais de doença levar-nos-á à evolução contínua da medicina, que está ao serviço da humanidade.[8]

Para tornar esta postura mais prática, partilho dois casos de meninos que observei segundo esta visão. Saliento que o farei de uma forma simplificada e resumida, porque não é do âmbito deste livro apresentá-los com todo o detalhe como num livro

---

[8] Vohra S., McClafferty H. *Mind-Body Therapies in Children And Youth*. Section on Integrative Medicine, American Academy of Pediatrics. *Pediatrics* (2016) 138 (3): e20161896.

técnico ou noutra publicação médica, mas apenas para vos ajudar a ver como esta parceria corpo - mente deve ser um foco na saúde das crianças.

Evidentemente, cada caso é um caso, e estes nunca poderão servir para orientar outros que porventura conheçam e julguem assemelhar-se. Cada caso necessita de observação, diagnóstico médico e plano individualizados! É essa a arte da medicina!

Caso 1
O menino das conjuntivites de repetição, com necessidade de ser visto

Vi o Tiago, de 5 anos, pela primeira vez numa consulta urgente, por doença súbita.

Na entrada do meu gabinete vinha de mão dada com o pai, demonstrando conexão amorosa, mas... o Tiago parecia-me triste.

Quando se sentaram, disse-lhe: «Tiago, vejo que tens o teu olho vermelho. Como te sentes? Tens dor?» O Tiago levantou a cabeça e sorriu-me, parecendo que se tinha sentido bem com a minha pergunta, talvez como uma carinhosa preocupação. De seguida, o pai disse-me que nos últimos meses estes problemas daquele olho eram uma «constante» e que não conseguia perceber porquê. «Antes não aconteciam» e «até as pomadas, incluindo antibióticas, pareciam não resolver o problema por muito tempo». E disse-me quais já tinha usado e como — todas seriam aparentemente adequadas. Inclusivamente, já tinha ido a um oftalmologista.

Tratava-se então de uma conjuntivite recorrente.

Pensei para mim: *então, o que preciso de ver neste caso em concreto? Como poderei ajudar?* E nesse momento reparei que o Tiago não tirava os olhos do pai, numa espécie de olhar apaixonado! Por isso comentei: «Vê-se que o Tiago gosta muito de si. Parece que não quer tirar os olhos de si!

Foi nesse momento que o pai me contou que realmente o Tiago não o «via tanto como antes», porque tinha passado a trabalhar fora, «só regressando a casa algumas vezes por mês». Informou-me que, entre as vindas a casa, mantinham contacto diário através de videochamadas, mas que, por vezes, dado o horário, o Tiago já estava com muito sono e as conversas eram breves. E disse-me ainda: «Pensando nisso, estes problemas do olho só aconteciam quando eu estava fora de casa.» Nesse momento, o Tiago desviou o olhar para o chão e coçou o olho. E o pai percebeu o impacto emocional e físico no Tiago, por não ver o pai com as mesmas proximidade e frequência de antes.

O pai percebeu a provável relação entre o aparecimento dos sintomas no filho e a sua ausência de casa. A irritação e o rubor que o Tiago apresentava no olho, que lhe causavam desconforto, pareciam de facto síncronas com essa sensação de ausência do pai.

Explorámos as hipóteses que poderiam causar a conjuntivite e sem dúvida que o Tiago sentia menos conexão, segurança e estima/amor, independentemente do pai se esforçar por lhe dar o mesmo amor que antes.

Na verdade, quem não se sente visto pode não se sentir amado como era antes! E assim era com o Tiago.

No final da consulta disse ao pai que acreditava que o Tiago naquele momento poderia não precisar de mais qualquer pomada, mas de se sentir (de novo) seguro e amado pelo pai, apesar da distância física que o seu trabalha exigia. Tudo isto fez sentido ao pai, que concordou com o meu plano. Falámos sobre as formas de o Tiago se sentir visto, seguro e amado. E reparei que a criança, enquanto ouvia a nossa conversa, tinha mudado a expressão facial — estava com ar feliz! Soube no dia seguinte, através do pai, que o olho do Tiago tinha-se normalizado. E meses mais tarde, da última vez em que falámos até hoje, o pai revelou-me que o Tiago não tinha voltado a ter conjuntivites.

Caso 2

A menina com manchas na pele, que necessitava de mais abraços

A Inês de 9 anos, era aparentemente saudável e veio à minha consulta porque a mãe tinha notado, desde a semana anterior, umas manchas vermelhas na axila esquerda. Após a exploração médica, apenas era de realçar umas manchas do tipo eczema na axila e no braço esquerdos. Dado o historial pessoal e familiar, não havia causa conhecida para as mesmas, sendo aliás a primeira vez que tinham aparecido.

Após algum tempo de conversa, e como as escolas estavam fechadas devido ao confinamento do covid-19, perguntei-lhe: «Como estás a sentir-te por estares a ter aulas em casa?» Ela disse-me que estava «bem», mas pela entoação e a expressão corporal não me parecia realmente estar assim «tão bem». Havia algo mais a explorar.

Sabendo que as doenças de pele podem estar relacionadas com a ausência do contacto físico desejado e do afeto que proporciona, perguntei: «Tu gostas de abraçar?» Ao que me respondeu logo que sim, com um brilho muito grande nos olhos! E eu voltei a questionar: «Agora, como temos estado mais longe uns dos outros, tens dado abraços? Ou nem por isso?» Nessa altura olhou para a mãe e abanou a cabeça, com ar triste, para dizer que não. E perguntei ainda: «De quem tens mais saudades de abraçar?» E ela, timidamente, olhou para a mãe e confessou: «Tenho saudades de abraçar a minha mãe.» Achei que iria dar um abraço à mãe, mas não. E a mãe ficou de lágrimas nos olhos e disse-me de imediato: «Agora, a doutora pôs-me a pensar..! Realmente, tenho andado mais afastada por causa de andar com mais stresse no trabalho... tenho tido menos tempo com ela... e tenho medo de a contagiar com o vírus (covid-19). Não tem havido os abraços do costume há já algum tempo!»

Expliquei à mãe que, caso estivesse assintomática, seria provavelmente muito mais benéfico para o sistema imunológico da Inês dar abraços do que negá-los. A pele é o nosso maior órgão sensorial e um abraço, pelo contacto próximo que permite, leva à produção de hormonas de felicidade e amor, que são essenciais para prevenir e tratar doenças. Aliás, o contacto físico é uma linguagem do amor.

A Inês, ao ouvir que eu estava a «dar autorização» e a recomendar os abraços, olhou, com ar feliz, mas hesitante, para a mãe, como quem diz «posso?» E eu disse: «Por mim podes abraçar a tua mãe agora, se quiserem.» E a mãe, emocionada, não falou, estava de lágrimas nos olhos, mas estendeu, com muito amor, os braços à Inês para abraçá-la! O abraço durou algum tempo. A Inês e a mãe pareciam, naquele momento, reconetar-se, numa troca de dar e receber amor, que as nutria, a partir da pele.

Expliquei à Inês: «Sempre que tiveres comichão nessas manchas, podes colocar um creme que vou passar para a tua mãe comprar na farmácia. Mas experimenta primeiro ir ter com a tua mãe e pedir-lhe, por exemplo, um abraço, se assim te apetecer.»

A mãe refletiu comigo como os sinais do corpo podem falar sobre as necessidades, pensamentos, emoções e sentimentos, mesmo das crianças.

Explorámos, em conjunto, as melhores estratégias para que juntas se sentissem mais conetadas, amadas e consequentemente saudáveis!

No final prescrevi um creme hidratante básico, para ser usado em SOS e coloquei-me à disposição de voltar a ver a Inês, caso durante essa semana as manchas não desaparecessem «espontaneamente ou com o creme».

Fui depois informada que as manchas desapareceram sem necessidade de creme e que não ressurgiram. E que os abraços tinham voltado à casa daquela família.

*****

Agora, entendendo mais sobre o que é a saúde, a doença, o amor saudável e a unidade corpo - mente, estamos prontos para mergulhar nos cinco pilares para uma vida realmente saudável, que simplifico com uma mnemónica que criei para vocês: A.M.O.R. (não será por mero acaso). Afinal, a cura começa no amor, em família. Vamos então aprender a construí-la, com amor e poesia!

Os cinco pilares da saúde: A.M.O.R.

São cinco os pilares essenciais para a saúde plena dos vossos filhos. Conhecê-los e aplicá-los vai fortalecer o poder que têm na saúde dos vossos filhos e na vossa.

O desenvolvimento de cada um dos pilares daria certamente mais um livro, pelo que opto, neste momento, por me focar no essencial, que se aplica à generalidade da população pediátrica e adulta.

Escolhi a *mnemónica A.M.O.R.* para os pilares de saúde do corpo - mente porque ele, *o amor, não pode faltar*, conforme a ciência (e a vida) já nos tem demonstrado.

Já sabemos que o amor preenche o nosso coração, que é o órgão que generosamente distribui a ocitocina (vulgarmente conhecida como hormona do amor) por todas as nossas células, sem distinção nem exceção, do corpo até à mente.

Alimentação e ambiente

Movimento

s**O**no

Redução do stresse

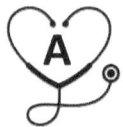

Na ***alimentação*** não existem dúvidas de que a mediterrânica é especialmente saudável!

No entanto, cada bebé, criança, adolescente, adulto é um caso e pode ter preferências e necessidades específicas, que devem ser compreendidas, respeitadas e ajustadas. O apoio médico e/ou nutricionista especializados são fundamentais para criar uma relação saudável com a alimentação, a curto, médio e longo prazo.

É também de realçar a importância das refeições em família, sem distrações com aparelhos eletrónicos nem pressas ou discussões.

A variedade e o equilíbrio dos alimentos e a evicção dos que têm potencial inflamatório, dos quais o açúcar é o principal, são de extrema importância. Hoje em dia já se conhece bem que há alimentos pró-inflamatórios e outros com papel anti-inflamatório. Isto é de grande importância para a prevenção e o tratamento das doenças de origem inflamatória (se não todas, pelo menos a maioria...).

Infelizmente, a qualidade dos alimentos não é a mesma de há alguns anos, fruto da poluição, abuso de antibióticos, pesticidas, conservantes, estimuladores de sabor, metais pesados, manipulação industrial, etc. Isto explica, e muito, o aumento de tantas doenças e a necessidade aumentada, mas individualizada, de tratamentos e/ou de suplementos. Reforço que estes deverão ser sempre escolhidos e supervisionados por profissionais de saúde credenciados.

De facto, a alimentação não só influencia o crescimento e o desenvolvimento das crianças (todas as células, órgãos e sistemas, incluindo o imunológico), como também a saúde mental e emocional. A alimentação espelha os estados e as necessidades físicas, mentais e emocionais, e deve ser incluída, cuidadosa e criteriosamente, no plano terapêutico de distúrbios físicos, mentais e/ou emocionais. Mais uma evidência de que o corpo - mente é no fundo um só no ser humano. Ou seja, certas emoções podem desencadear determinados apetites excessivos, rejeições ou seletividade. Além disto, a qualidade da saúde da microbiota (flora) intestinal também se interrelaciona com o estado de saúde física, mental e emocional.

Assim, a alimentação é muito mais do que a simples escolha dos alimentos ou até a contagem de calorias, proteínas, hidratos de carbono, gorduras, sal, fibra, etc. Mesmo o modo de confeção, os utensílios utilizados para armazenamento e para cozinhar, o tipo de água consumida, já para não falar se for engarrafada ou não, são pormenores de máxima importância.

O ***ambiente***, onde as crianças passam mais tempo (casa e escola), com luz natural, sem tóxicos inalados nem de contacto (às vezes desconhecidos ou escondidos), e a interação diária com a natureza são igualmente essenciais para a vida e a saúde.

A luz natural é imprescindível para regular o ritmo circadiano e de vigília/sono, estimular a produção saudável de cortisol, de serotonina (hormona da felicidade) e endorfinas (hormonas antidepressivas, reguladoras do humor). A saúde em geral, e de forma muito particular a ocular e o sistema imunológico, logo todo o organismo, necessita diariamente de luz de qualidade e natural. Os benefícios do sol vão muito para lá da produção de vitamina D.

O desempenho cognitivo e o tipo e intensidade das emoções também são muito influenciados pela luz natural e o contacto direto com a natureza. Todos nós já experienciámos isto alguma vez. A luz solar melhora o nosso humor, em relação aos dias mais sombrios, que também nos tornam mais facilmente sonolentos e por isso menos ágeis cognitivamente. Richard Louv, autor que investiga a relação das crianças com o mundo natural em contextos atuais e históricos, chama à natureza vitamina N pelo efeito «vitamínico» que origina no corpo - mente das crianças e adultos. Nos países orientais, e também nalguns europeus, os médicos já recomendam os banhos na floresta. Cá em Portugal, a Milene Domingues, no seu livro *Ngura: Floresta de Cura*, fala sobre o potencial medicinal da natureza em todos nós. Um banho na floresta está ao alcance de todos!....

Por exemplo, as cólicas do bebé, problemas do sono, distúrbios alimentares e comportamentais e as doenças físicas podem melhorar muito com a inclusão, regular e diária, da natureza na vossa vida.

Faça sol, chuva ou vento, o contacto diário com a natureza é quase sempre possível e muito desejável. Mesmo que por pouco tempo, com intenção e criatividade. Mas uma hora a duas por dia é o considerado mais saudável. Há quem lhe chame a vitamina N, de natureza. Idealmente este contacto não se deveria resumir ao fim de semana. Os seus imensos benefícios não cabem num comprimido, nem na simples vitamina D, cujo suplemento se tem tornado cada vez mais necessário.

Precisamos ter cuidado com os metais pesados, flúor e cloro em excesso, plásticos, corantes, conservantes, porque os estudos têm vindo a mostrar um peso relevante no aumento de muitas doenças.

Mais vale prevenir do que tentar remediar! Organização, criatividade e foco para incluir este pilar da saúde permitirão fazer um belo (e o melhor) «seguro de saúde» para a sua família.

Saliento que as relações interpessoais também fazem parte do ambiente (mental e emocional), que molda a saúde/doença da criança, seja a relação entre o casal, pais e filhos, irmãos e família, amigos e professores. A presença ou a ausência e a qualidade destas relações determinam muito a saúde do ambiente que as crianças vivenciam, sendo tão, ou mais, importante que o ambiente físico. Este ambiente humano gera pensamentos, emoções, sentimentos, crenças, aprendizagens, experiências que impactam e moldam a saúde de todos, incluindo dos bebés.

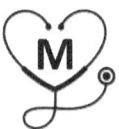

O *movimento* alimenta a vida, porque recicla a energia do corpo – mente. Por exemplo, o exercício físico fortalece e desintoxica o corpo - mente, quer sejam os tóxicos físicos, mentais e/ou emocionais. Melhora muito particularmente os sistemas imunitário, nervoso e respiratório, embora os benefícios se identifiquem em todos os sistemas.

Idealmente, o movimento deverá ocorrer ao ar livre e cinco vezes por semana.

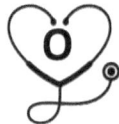

O *sono* é muitas vezes considerado secundário e fica, por isso, com as sobras do tempo que resta da correria do dia a dia.

É absolutamente indispensável para a regeneração diária do corpo - mente, o fortalecimento imunológico e os processos de cura. A sua privação, em quantidade e qualidade, provoca danos na saúde (física, mental e emocional) a curto, médio e longo prazo.

Dormir bem é mais do que dormir o número de horas aconselhado. E varia sobretudo com a idade e o estado de saúde/doença prévio e atual.

A hora a que nos deitamos determina a qualidade e a função saudável e reparadora desse sono, independentemente do número de horas total. Dormir o número ideal de horas, mas com o início do sono noturno tardio, não tem um efeito tão benéfico no corpo - mente, como deitar mais cedo. É mesmo verdade o ditado: «deitar cedo e cedo erguer, dá saúde e faz crescer».

Beneficiamos muito em seguir o ritmo sábio do sol (hora do nascer e do pôr do sol), sendo que recuperar o sono ao fim de semana também não tem o mesmo efeito que dormir o adequado todos os dias. Não é uma questão de matemática, porque o nosso ritmo circadiano (diurno e noturno) sincroniza-se com o ritmo da natureza para funcionar saudavelmente.

A radiação eletromagnética (telemóvel, câmara de vigilância, *wi-fi*, *bluetooth*), a poluição/sobrestimulação sonora e/ou luminosa e um ambiente sobreaquecido são inimigos de um sono de qualidade.

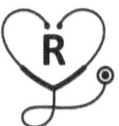

A **redução do stresse** é urgente na vida de todos, nomeadamente em idade pediátrica, sendo a sensibilidade ao stresse muito individual. Por exemplo, bebés prematuros, com histórias de parto ou neonatais complicadas, ou crianças com casos de acidentes, perdas de familiares próximos, podem ser mais vulneráveis ao stresse.

O stresse pode ainda gerar trauma, o qual tem vindo a aumentar progressivamente também na população pediátrica, por todo o mundo. E o trauma, por si só, gera ainda mais stresse.

O stresse fisiológico, agudo e não intenso, pode ser altamente benéfico e funcional para nós, na medida em que ajuda a adaptar-nos à vida. No entanto, se intenso e/ou crónico e/ou frequente poderá aumentar demasiadamente os níveis de cortisol e ter efeitos muito nefastos para a saúde, em todas as células e sistemas, tornando-se patológico, isto é, prejudicial e eventualmente doentio.

Viver com a mente no passado ou no futuro, e não no momento atual, mesmo inconscientemente, origina automaticamente stresse, que nos desadapta e faz adoecer, silenciosa e lentamente, ou mesmo de forma súbita e inesperada. O stresse patológico não nos permite estar conetados com o presente, nem desfrutar do mesmo. Vive-se em piloto automático, em modo de sobrevivência, luta, fuga, negação, paralisação ou dissociação, perante o momento presente e real.

Há muito que o stresse é uma pandemia, ainda bastante silenciosa ou ignorada, que não poupa nem mesmo os mais pequenos, causando-lhes doenças agudas e/ou crónicas e potencialmente fatais. Pode ser por excesso (ou falta) de estímulos, exigências, expetativas, isolamento social, abandono e abuso (verbal ou não, físico, mental, emocional, sexual).

O stresse que faz adoecer

A ausência ou a má qualidade dos quatro pilares da saúde que mencionei previamente também contribui para o stresse que faz adoecer.

O stresse, por si só, é inevitável e indispensável na vida humana, sobretudo em prol da sobrevivência e da segurança da família e da espécie humana. No entanto, quando ele é crónico no tempo e/ou demasiado intenso, o que varia de ser humano para ser humano, agride o corpo - mente, ao invés de protegê-lo e desenvolvê-lo. O stresse é considerado a causa escondida de (quase) todas as doenças, independentemente da faixa etária. Aliás, os seres humanos mais vulneráveis são os bebés, crianças e idosos ou doentes com patologias crónicas.

> Todos estes pilares são forças de saúde, que se encontram nas vossas mãos, para curar em família.

Ana Leça Torres

O coração é o doutor,
Do Amor!
Nutre,
Oxigena,
Abraça e acalma:
O fogo que inflama,
Corpo e mente,
Mesmo se dormente!

Abra-lhe as portas,
Para deixar
O Amor bailar!

O coração é o escultor,
(Pr)escritor,
Do Amor incondicional,
Que previne e cura
Sem igual!

Reflexão do coração

Este poema nasceu da minha consciência que tantas vezes esquecemos de escutar e de seguir a sabedoria inata e única do coração! Mas nem sempre lhe damos atenção nem o devido valor! Seja pela correria em que vivemos, do fazer e do ter, seja por esquecimento, distração e desconexão de quem somos.

Lembra-se de momentos em que o escutou? Como foi? Como se sentiu? Achou que foi importante?

Gostaria de tê-lo escutado noutras alturas? Qual teria sido a diferença?

E, neste momento, o que lhe diz o seu coração?

Deixe-se fluir, sem julgamentos, porque não existem respostas (im)perfeitas.

A MEDICINA DA OCITOCINA

O coração é o primeiro órgão a ser formado para dar origem à vida humana. E, curiosamente, a ocitocina foi a primeira hormona a ser descrita pela ciência. Chamo a isto «coincidências» da importância do amor!

E adivinhem onde é produzida a ocitocina, a hormona do amor? No cérebro! O que contraria o mito de que o cérebro não tem nada que ver com o tema do amor e que mente e coração são eternos inimigos, no que toca ao amor. Afinal estão unidos, desde sempre (e para sempre), pelo amor!

O estudo profundo da ocitocina tem apaixonado cada vez mais cientistas e as descobertas são simultaneamente surpreendentes, fascinantes e promissoras!

Imagino o futuro da medicina muito ligado ao amor saudável! Garantidamente, ele não criará habituação, dependência nem terá efeitos adversos.

A Dra. Sue Carter é uma das maiores especialistas mundiais na área da endocrinologia do amor e das relações sociais. Conheci o seu trabalho durante a pandemia, num curso coorganizado com o marido, o Dr. Stephen Porges, chamado Neurobiologia do Amor! O título deste curso foi absolutamente irresistível para mim, porque me possibilitava conhecer mais sobre a ciência do amor, pelo olhar conjunto da neurociência e endocrinologia!

Recentemente, a Dra. Sue Carter compilou e publicou num artigo a sua investigação sobre a hormona do amor, apontando um caminho para mais estudos científicos no futuro!⁹

Apresentarei, de seguida, o essencial deste artigo, para que pais e demais cuidadores acedam aos resultados sobre o poder, preventivo e curativo, da ocitocina. E, finalmente, dar-vos-ei algumas dicas, para que a ocitocina possa ser vossa aliada, no vosso dia a dia, para a prevenção e o tratamento de doenças!

A medicina da ocitocina complementa tratamentos médicos ou outros, considerados necessários, sendo que cada caso clínico merece absoluta individualização.

Sublinho que referirei aqui apenas a ocitocina endógena, ou seja, a que é produzida naturalmente pelo nosso cérebro, mais concretamente pelo hipotálamo e é depois segregada pela glândula pituitária, para todo o corpo, pelos sistemas vascular e neuroendócrino. A área da ocitocina exógena (sintetizada em laboratório) é demasiado complexa para incluí-la neste livro, por ser mais do âmbito dos profissionais médicos.

A Dra. Sue Carter sublinha que a ocitocina tem tido um grande relevo na evolução dos mamíferos. E que será crucial para a continuidade e a evolução da nossa espécie e da medicina moderna, logo da saúde individual, e, claro, mundial. O seu espetro de ação abrange a saúde global (física, mental e emocional), além das importantes funções na reprodução, amamentação materna,

---

[9] Sue Carter *et al*. «Is Oxytocin Nature's Medicine?» *Pharmacological Reviews*, outubro de 2020; 72(4): pp. 829-61.

metabolismo, desenvolvimento, comportamento social, resiliência e adaptação de qualquer ser humano. Isto deve-se ao facto de ter inúmeras propriedades, das quais destaco as anti-inflamatórias, antioxidantes, antisstresse e de relaxamento e proteção dos sistemas nervoso (autónomo) e imunitário. Ou seja, tem um enorme potencial na prevenção e cura das doenças (físicas, mentais e emocionais) e na gestão saudável e efetiva do stresse.

Sabemos ainda que a ocitocina é igualmente importante para evitar ou lidar com o stresse eventualmente traumático, como por exemplo o relacionado com complicações do parto, insucesso da amamentação, separação (física ou emocional) entre pais e filhos, procedimentos «invasivos» por profissionais de saúde (eventualmente vacinação, cirurgias, realização de exames ou análises sanguíneas), acidentes, traumatismos, *bullying*, etc.

Os recetores da ocitocina, que possibilitam a ligação e funcionamento da mesma, são influenciados por fatores epigenéticos, nomeadamente pela qualidade e a quantidade das experiências de vida, sobretudo pelas que ocorrem nos primeiros meses e anos da existência. Desta forma, o nível de ocitocina desde os primeiros minutos, meses e anos de vida influencia muitíssimo a saúde a curto, médio e longo prazo! Isto é válido para embriões, fetos, bebés, crianças e adultos. Investir em boas experiências de vida é realmente o melhor seguro de saúde. E são estas experiências que adubam a saúde (física, mental e emocional) rumo à idade adulta.

Na prática, na idade pediátrica, a Dra. Sue reforça ainda que a ocitocina favorece o sucesso do parto, reduz o risco de posterior hemorragia, beneficia a amamentação e nutre o vínculo mãe/bebé, pai/bebé e mãe/pai. Alimenta ainda as relações afetivas, de uma forma geral, e o sistema neuroimunoendocrinológico e a sensação de bem-estar geral e de felicidade. Assim, importa, sem sombra de dúvidas, otimizar e potenciar os níveis endógenos de ocitocina para a saúde plena.

É inequívoco que estamos biologicamente construídos para o amor e a relação saudável, que são essenciais para as nossas saúde, capacidade de cura e sobrevivência. E isto inclui também o amor-próprio e a autoestima.

A fisiologia do amor

Vou agora aprofundar um pouco mais a fisiologia do amor.

O nervo vago, que pertence ao sistema nervoso autónomo (involuntário e inconsciente) parassimpático, é um notável mensageiro entre o corpo e a mente e o controlador do tráfego de ocitocina. Assim, a saúde do nervo vago determina a libertação (ou não) de ocitocina.

Este nervo, o maior do nosso corpo, vagueia literalmente desde o tronco cerebral, na base do crânio, desce pelo pescoço junto às artérias carótidas, até ao tórax e ao abdómen. O coração e a circulação, os sistemas respiratório, digestivo, urinário e motor recebem e enviam informações através da inervação do nervo vago. A ligação coração/faces também é da responsabilidade do nervo vago, portanto as faces espelham o coração. E assim a ocitocina circula por todo este trajeto nervoso do corpo - mente, sensorial e motor.

Existem várias formas de diagnosticar o estado de saúde do nervo vago e consequentemente do sistema nervoso autónomo parassimpático. Eu adoro particularmente uma forma simples e rápida: a variabilidade da frequência cardíaca[10]. Ela consiste no intervalo de tempo variável entre os batimentos cardíacos, que se alteram consoante o ambiente, o nível de atividades, o stresse e as emoções. Quanto maior for esta variabilidade, melhor será o estado de saúde. Nos últimos anos tem havido um grande avanço tecnológico para avaliar esta biometria, porque se acredita que será uma ferramenta especial para a saúde e a cura. Praticar relaxamento, meditação (especialmente a da bondade amorosa), o (auto)conhecimento do corpo - mente e identificar os gatilhos que inibem o parassimpático são outras formas de tonificar o nervo vago, como uma espécie de músculo.

Mais de 40 000 neurónios

O coração tem mais de 40 000 neurónios, mais do que o cérebro e o intestino. E estes são os denominados três cérebros humanos! O nervo vago é um elo de ligação destes cérebros, que estão ao serviço da saúde, do corpo e da mente. E, claro, a ocitocina é um dos neuropéptidos mais importantes neste circuito da nossa saúde. Assim, falar e cuidar do amor é indispensável para a medicina moderna e humanizada. Ativar a prevenção e a cura, pelo amor, diz respeito à saúde de todos — emocional, física e/ou

---

[10] HeartMath Institute. Heart Rate Variability, 2014. Disponível em: https://www.heartmath.org/articles-of-the-heart/the-math-of-heartmath/heart-rate-variability/ (consultado a 7/8/2023).

mental. A importância e a sabedoria do coração é real e científica! E pode ser aplicada desde casa, onde é, aliás, insubstituível.

Apaixonarmo-nos todos os dias por nós, pelos que nos são próximos, pela vida e o nosso propósito garante a saúde do nervo vago e a produção da ocitocina! Já a queixa, a crítica, a falta de gratidão, de empatia ou de compaixão reduzem os níveis de ocitocina. Não raramente, todos nós, perdemo-nos nestes depressores desta molécula tão amorosa.

Convém recordar que o amor pode ser expressado e sentido através de linguagem verbal ou não verbal, sendo que a maior parte da nossa comunicação se faz, conscientemente ou não, através da não verbal. Assim, a linguagem do olhar, do toque, do tom e do ritmo de voz são os nossos mensageiros-mor do amor! Esta linguagem é universal e perfeitamente entendível (e por isso sentida), por recém-nascidos, crianças que (ainda) não falem, surdos, mudos, doentes com Alzheimer, inconscientes, etc.

Há um outro pormenor importante para que a medicina da ocitocina seja eficaz: sendo a ocitocina a mensageira da linguagem do amor, o emissor e o recetor da mensagem devem estar sintonizados. Ou seja, se a linguagem do amor for diferente entre ambos, é possível que a mensagem do amor não seja sentida pelo recetor, ou com menor intensidade do que o emissor desejava. Daí ser interessante explorar a linguagem do amor, de cada um e dos que nos são próximos. E, como nos diz o Dr. Gary Chapman, existem cinco linguagens do amor. Qualquer uma é «normal» e válida, podendo coexistir duas preferenciais. Conhecer a linguagem primordial, nossa e do outro a quem queremos expressar amor, fará toda a diferença para a linguagem passar da melhor forma do emissor para o recetor. Há então quem sinta mais amor através do contacto físico, outros através das atitudes ou gestos de serviço, frases, tempo de conexão, ou mesmo através dos presentes. São estas as cinco linguagens do amor descritas pelo Dr. Chapman.

(Re)conhecer, respeitar (sem tentar mudar) e usar a linguagem do amor de cada um fará muita diferença para elevar a ocitocina! Mas nem só de linguagem do amor vive a ocitocina! A saúde nutricional também interfere com a produção bioquímica e a função da ocitocina, ou seja, a qualidade e o tipo de nutrientes que ingerimos estão na base da produção e do funcionamento da ocitocina. A saúde da flora intestinal, a qualidade do sono e o contacto com a natureza também são cruciais para otimizar os níveis de ocitocina. No fundo, tudo está interligado e ao serviço da vida, com e por amor. A hipnose, a meditação, a dança, o ioga; os animais de estimação; a massagem, a acupuntura; a música, a dança, a pintura ou outra arte; a socialização; o voluntariado; a concretização de sonhos ou de *hobbies*; o abraço, o beijo e o sexo são algumas das formas acessíveis para aumentarmos os níveis individuais e coletivos de ocitocina. E tudo isto também melhora a saúde do nosso nervo vago.

O amor pode não ser suficiente, mas a medicina da ocitocina fará sempre parte da cura! E como prevenir é o melhor remédio, recorrer à ocitocina, como nossa grande aliada, será um belo investimento na saúde, especialmente nos dias mais cinzentos...

— Parte 3 —
A saúde é uma viagem, com amor

A CIÊNCIA ESTÁ AO SERVIÇO DA SAÚDE. TAL COMO O AMOR!

O amor eleva a vida, a saúde e a ciência através do serviço que presta. A ciência do amor é um ramo que entendo ser indispensável à saúde, pela sua especificidade, valores intrínsecos e benefícios incomparáveis.

A ciência tem uma vida própria, e, como tal, não é estática nem imutável. A evolução e as mudanças são imprescindíveis, incontornáveis, desejáveis, normais e saudáveis. Mesmo que isso nos cause alguma confusão ou desconforto.

Tal como numa viagem, passamos por diferentes paisagens, condições meteorológicas, pensamentos, emoções e sentimentos ao longo do caminho. Se aceitarmos isto, os avanços, solavancos e imprevistos na nossa saúde fluirão de forma mais pacífica, interessante e eficaz. E se formos guiados pelo senhor condutor amor, então o prazer de fazê-la, com as aventuras e desventuras inerentes, será garantidamente bem maior.

A coragem, que significa coração que age, de alguém que questiona a «verdade científica» anterior, traz mais luz, força, sabedoria, humildade e vulnerabilidade à ciência da saúde. E pode transformar, quando necessário, uma «verdade» anterior numa nova, mais rica e plena para a nossa humanidade.

No meu dia a dia, foco-me em integrar todos os conhecimentos científicos e abrir-me, permanente e humildemente, aos novos, mesmo que venham do outro lado do mundo ou questionem, ou mesmo contrariem, os já existentes. Falo muitas vezes, nas consultas, no exemplo da sardinha: antigamente era considerada um peixe a evitar, mas hoje temos provas de que a sua ingestão é muitíssimo saudável.

Como médica, abraço todos os conhecimentos e humanizo-os, de forma personalizada, para servir o melhor possível cada criança e família. Por isso cada consulta é única, mesmo que os sintomas, dúvidas e desafios sejam aparentemente idênticos. É a história pessoal, familiar, transgeracional, social e cultural, incluindo a financeira, que torna, no presente, cada doença e cada paciente diferentes.

Partindo desta visão, de mãos dadas com o coração, conseguiremos transformar o crescimento e o desenvolvimento da medicina numa viagem ainda mais humana e oferecer o melhor a quem dela precisar!

Mas para isto há um ingrediente indispensável: o tempo! O tempo de consulta é sagrado. Até há quatro anos, quantas vezes me deparava com o aperto do tempo, para se falar de uma dúvida de última hora que era de extrema importância e que surgia no final da consulta? Acredito que as consultas de 20 ou 30 minutos de duração não são suficientes, na maioria dos casos, porque a medicina é uma arte que necessita de tempo e amor de qualidade, para ser de excelência. A conexão, a empatia e a compaixão só marcam presença na consulta se não houver a pressão do relógio. E elas são ferramentas tão essenciais como o estetoscópio ou outro instrumento ou exame médicos.

A minha experiência mostra-me ainda que a medicina, e muito particularmente a pediatria, perde força quando o foco na *check-list* do que está recomendado e protocolado se sobrepõe (ou negligencia) à individualidade irrepetível de cada família! Os sintomas são da família, e não do bebé, criança ou adolescente. O peso excessivo na *check-list* perturba a melhor solução para uma prevenção e tratamento efetivos. E a família perde felicidade, porque deixa de conseguir alcançar o máximo bem-estar possível. E o médico sente o mesmo, ainda que inconscientemente, porque não conseguiu servir, por limitações temporais, e cumprir o seu dever com amor e entrega total, na missão de vida que elegeu.

Desde que me certifiquei como facilitadora de parentalidade consciente, pela Academia de Parentalidade Consciente, mergulhei nos meus autoconhecimento e desenvolvimento, pessoais e profissionais. Os quatro pilares da parentalidade consciente — *igual valor, autenticidade, integridade e responsabilidade pessoal*, revelaram-se de extrema importância na conexão que crio, primeiro comigo e depois com as crianças e famílias que recebo. Permitiu-me, ainda, lidar melhor com os desafios e sintomas apresentados por cada criança e família.

A parentalidade consciente abrange bem mais do que estes pilares, mas deixo-vos a porta aberta da curiosidade para a conhecerem mais profundamente, caso a tenham sentido neste momento. Ela permitir-vos-á primeiro olhar para cada um de vocês, para depois darem o vosso melhor, na relação pais/filhos, e no cuidado da saúde em família.

Claro que a parentalidade consciente não é a única metodologia possível! Existem várias, que permitem aumentar a consciência amorosa e saudável na vida das vossas famílias. Na verdade utilizo diversas, consoante cada caso, e oriento para profissionais especializados sempre que necessário. É fundamental cuidar da consciência individual e familiar, para bem da saúde física, mental e/ou emocional. Não fiquemos presos na ilusão de que a saúde e a doença são individuais, mas familiares. Um sintoma ou sinal de alerta para algo que diz respeito à família, e não apenas ao portador dos mesmos. E as crianças beneficiam com esse olhar e consciência dos adultos, para serem verdadeira e sustentadamente mais saudáveis.

A minha intenção é poder apoiar as famílias que desejam fazer esta viagem, rumo a mais saúde e felicidade para todos, muito particularmente dos bebés e das crianças.

E eis que, agora, estamos prontos para mais uma etapa desta viagem, para mais saúde corpo - mente!

A SAÚDE DO BEBÉ COMEÇA ANTES DA FECUNDAÇÃO

Tudo começa antes da fecundação!

Sim, a saúde física, mental e emocional do seu filho é o seu melhor «enxoval», cuja preparação se inicia, mesmo que não tenhamos consciência disso, antes da união do(s) espermatozoide(s) com o(s) óvulo(s). Assim, investir nessa fase é uma bela e sábia escolha, para cuidar ainda melhor da semente que será a origem da nova vida que irão conceber. Por isso a consulta pré-natal pediátrica é tão importante, porque há mais espaço para preparar todo esse «enxoval» físico, mental e emocional — não só do futuro bebé, como dos futuros pais e irmãos, caso existam. O mesmo defendo em relação à consulta nutricional, parecendo-me ideal que todos pudessem beneficiar de acompanhamento nutricional individualizado, pré e pós-conceção.

O período pré-natal é um tempo de ouro e irrepetível para abraçar tudo o que surgir, incluindo pensamentos, emoções, sentimentos, com o mínimo de julgamentos e condicionamentos. E que bom será, para o futuro bebé, ouvir, desde logo conversas sobre estes temas e deixar de lado o receio, ou tabu, que existe ainda em muitos lares. Sim, lá dentro já escutam os vossos pensamentos e palavras e sentem as vossas emoções e sentimentos «como gente grande». Esta preparação ficará na memória dos futuros bebés, como aprendizagens preciosas para o futuro ser. Isto é tão importante como os cuidados habituais e rotineiros (estilo de vida, nutrição individualizada, exames e exercício físico), mas não é, muitas vezes, tido em conta.

A intenção de serem pais, a história pessoal e a herança transgeracional interferem no sucesso da fecundação e da gravidez.

A intenção do coração

A intenção serve de fio condutor para construir e apoiar a vida do vosso futuro filho e envolve pensamentos, emoções e sentimentos. É um fio de ouro para uma parentalidade sã e consciente. Na realidade, sem esta linha condutora, a viagem, como pais, torna-se muito mais desafiante, tortuosa, acidentada, inconsciente e inconsistente do que o desejável e possível. O não alinhamento de intenções entre o casal pode mesmo justificar separação parental, perdas gestacionais, insucesso da fecundação, intercorrências na gestação e no parto, com efeitos também após o nascimento — no crescimento, no desenvolvimento e na saúde física, mental e emocional dos filhos. Até num recém-nascido isto pode manifestar-se, de forma bem visível e marcada.

Como podem definir as vossas intenções como pais (futuros ou atuais)?

Nesta área destaco a Mikaela Övén, fundadora da Academia de Parentalidade Consciente em Portugal, minha mentora na formação como facilitadora de parentalidade consciente. Os seus conhecimentos, disponíveis em livros e cursos para pais (e não só), foram para mim um virar de chave nestes temas das intenções, valores e ações, para uma parentalidade mais consciente e inevitavelmente mais saudável.

A enfermeira obstetra Sónia Soares, que colaborou com a mesma academia e que posteriormente se tornou especialista em fertilidade, propõe no seu livro *Sonho Ser Mãe*, quatro questões simples para definir as intenções como pais[11]:

1. Qual é a intenção ao engravidar e ser pai/mãe?
2. Que mãe/pai quer ser?
3. Como quer sentir-se?
4. Como quer que o seu filho o/a descreva no futuro?

Por exemplo, a intenção (mesmo se inconsciente) de «salvar» a relação, colmatar a «perda» de um filho anterior, «para ter quem cuide um dia de nós ou de mim» ou «dar o gosto a um avô que queria um neto» é um peso, com expetativa e pressão, para o filho, com eventual prejuízo da sua saúde física, mental ou emocional. Se for este o vosso caso, ou de alguém que conheçam, sejam compassivos, porque a culpabilização e a desvalorização irão comprometer a mudança de ação e a redefinição de intenções, mais saudável e necessária. Estão sempre a tempo de escolher e trilhar um caminho mais saudável. E muitas vezes revela-se menos difícil do que parece à primeira vista.

Estas questões são cruciais e revisitadas, na minha consulta, sempre que a saúde e a doença assim o demandem. Mesmo que seja desafiante e doloroso abordá-las, é algo tão importante

---

[11] Soares, S. *Sonho Ser Mãe. 7 Dicas Práticas Para Engravidar Quando Parece Difícil*. Edição de autor, novembro de 2021, pp. 47-53.

para a saúde que justifica bem esta etapa. Aquilo que se pretende é que as respostas sobre a intenção saiam do coração, em coerência e consciência com o que realmente os pais desejam e valorizam.

A história pessoal e transgeracional

No momento da fecundação há partilha de material genético das duas famílias envolvidas, mas algo mais é gravado e herdado pelo novo ser humano...

> O que se herda, de geração em geração, entre pais e filhos, juntamente com o código genético?
> Todas as vivências e crenças. Tudo reside no corpo – mente de cada um.

Sob a forma de pensamentos, emoções e sentimentos no corpo - mente, que passam de geração e geração, até pelo menos à sétima, eles viajam, em modo «via verde» (sem interrupção), pelo corpo - mente. Todos os bebés recebem esta herança, de gerações que nem chegaram a conhecer.

Isto inclui os acontecimentos de vida diários, de gravidezes (perdas ou tentativas) anteriores, de partos e pós-partos, da infância, da adolescência e da fase adulta. O intuito é transmitir a sabedoria vivida e acumulada ao longo das gerações, para que a espécie humana possa sentir-se mais segura e resiliente, e continuar a evoluir, ao serviço da família, do país e do mundo! A segurança é, aliás, a mais importante necessidade básica de cada ser humano, porque garante as restantes.

Esta é uma herança com força e riqueza gigantescas na nossa epigenética, que comanda a genética (e não o contrário) e determina a nossa bagagem de vida e de saúde física, mental, emocional, cultural, social... e mundial. O papel da epigenética é «ligar» ou «desligar» genes saudáveis ou doentes, de acordo com o ambiente e as necessidades.

Então, o tipo de herança transgeracional, saudável ou não (traumática, por vezes), influencia bastante o sucesso e a evolução da fecundação, da gravidez, do parto e da saúde, assim como todas as fases da vida.

Saliento agora um tema ainda muito desconhecido e subvalorizado, apesar de ser algo que nos diz respeito a todos, sem exceção: o trauma, nomeadamente o que ocorre em idade pediátrica e mesmo na vida intrauterina e no parto.

Não será possível falar ao pormenor neste livro, mas quem sabe num futuro...?

O trauma é, por definição, inesperado, marcante e insuportável, no momento e a quem um determinado evento ocorre. É algo que é assim classificado pelo sistema nervoso do traumatizado. E ao contrário do que se pensa muitas vezes, não depende do tipo nem da magnitude do evento, mas do impacto sentido pelo próprio, que é subjetivo e emocional, dependendo da história pessoal e/ou familiar. Nestes casos, o sistema nervoso sente, lê e regista a experiência como algo muito significativo, grave, perigoso e às vezes quase fatal, acompanhado de forte sensação de perda de segurança, estabilidade e esperança, que são cruciais à vida humana. Afeta não só os que a experienciam diretamente, como também aqueles que mais diretamente os rodeiam.

O trauma é muito mais do que dor — é sofrimento, pela sua intensidade e/ou duração. A sensação é de terror e não de simples tristeza ou medo. Por isso não é de admirar que a dificuldade em falar sobre o trauma possa ser extrema ou mesmo nem sequer ser recordada nem recordável, por tentativa (legítima) de defesa e proteção. Num instante, o trauma pode mudar literalmente tudo, no corpo e na mente, incluindo a autoestima, a autoconfiança e a saúde geral ou de algum órgão em particular.

Mas felicitemo-nos, porque a herança transgeracional, nomeadamente a traumática, pode ser transmutada, se for bem acompanhada. O apoio por profissionais especializados favorece muito este processo, para a melhoria da qualidade de saúde, a curto, médio e longo prazo.

Ter traumas é extremamente comum (e inevitável) na espécie humana, independentemente dos valores sociais, culturais e financeiros. Eu tenho traumas (alguns ainda por conhecer e outros que nunca saberei nem terei de descobrir). O mais provável é que quase todos tenhamos um ou mais, ao longo da vida, mesmo durante a nossa vida intrauterina. Não significa que não nos amaram, sobretudo quando temos traumas relacionados com a família. Mesmo os que «nos traumatizaram» têm provavelmente traumas (des)conhecidos que os levaram a perpetuar traumas! O que realmente viveram nunca saberemos.

Costumo dizer que julgar é fácil, mas acertar nem por isso! Tudo o que nos transmitiram das suas experiências de vida foi o melhor possível, que conseguiram naquela época. Por isso, sublinho que a perfeição é uma meta não só inalcançável como não desejável. Perseguir a perfeição não só desgasta o corpo e a mente, como faz adoecer. A coragem de sermos imperfeitos torna-nos mais humanos, e perfeitos, e mais livres de traumatizar-nos a nós e aos outros! Conviver de forma saudável com a imperfeição beneficia muito a saúde. Mas, para isso, a autoestima para nos aceitarmos e aceitar os outros, nestas permanentes imperfeição e evolução, é o barco que não nos deixará naufragar, na viagem (im)perfeita da vida, da saúde e do amor.

Por tudo isto, quer se pretenda iniciar ou ampliar uma família, é importante ter consciência de que cada um de nós traz inevitavelmente uma herança transgeracional muito ampla e diversa, traumática ou não. Excluí-la, manipulá-la e/ou criticá-la não é benéfico para a saúde do próprio nem das gerações mais relacionados com ele. Pelo contrário, acolher tudo como foi e é, com a aceitação, o amor e a compaixão possíveis, é essencial para semear mais e melhor saúde, na vida dos próprios e dos filhos! E esta viagem continua após o nascimento… e pela vida toda. E nem a pressa nos fará chegar mais rapidamente…

Algumas vezes, em consulta, os pais sentem-se tristes, zangados e/ou culpados pela herança que têm, ao perceberem a conexão com a saúde dos filhos e dos próprios. Mas esse não deve ser o foco, porque a revolta excessiva e a culpa geram inflamação celular e enfraquecem o corpo e a mente, que precisam de encontrar a solução possível, saudável, transformadora e curadora!

É frequente até não terem consciência de que experienciaram traumas pessoais e/ou familiares.

O Dr. Bessel van der Kolk[12] e o Dr. Peter Levine[13], referências mundiais do trauma, alertam para que o trauma transgeracional dos pais é extremamente comum e ao ser olhado e bem trabalhado interrompe-se o ciclo, para não se perpetuar na idade pediátrica, por ser uma população especialmente vulnerável. Os efeitos do trauma em tenra idade são claramente mais intensos (ainda que muitas vezes silenciosos, graduais ou ignorados). Realmente, o trauma não escolhe idades e vive no corpo - mente de cada um de nós, sem exceção.

O que origina então o trauma?

O stresse. Ele é, aliás, o maior desafio de saúde pública do século XXI e um problema mundial comum, importante, negligenciado, desvalorizado e subdiagnosticado, que pode ser tão precoce como no período pré-natal. O stresse não tem mesmo limite mínimo de idade. Vejo-o cada vez mais no meu dia a dia, enquanto pediatra.

Pode estar na origem de infertilidade, aborto, malformações ou outras complicações na gravidez, nascimento e pós-parto.

Nem sempre o stresse origina trauma, calma! Como referi, o trauma representa uma ameaça grave, que é sentida como uma forma específica e grave de stresse, ficando registado no sistema nervoso autónomo — como explica a teoria polivagal do Dr.

---

[12] Kolk B. *O Corpo não Esquece. Cérebro, Mente e Corpo na Superação do Trauma*. Lua de Papel, 2020, pp. 149-243.
[13] Levine P. *El Trauma Visto por los Niños*. Eleftheria, 2016, pp. 15-33.

Stephen Porges[14]. O sistema nervoso inclui o simpático e o parassimpático.

A teoria polivagal foi desenvolvida pelo Dr. S. Porges na década de 90. Estabeleceu uma ligação entre o sistema nervoso autónomo (involuntário) e o comportamento social, explicando as alterações fisiológicas corporais, comportamentais e emocionais, perante cada evento, de cada ser humano. Permite compreender melhor temas e doenças físicas, mentais e emocionais, relacionados com o stresse e o trauma. O nervo vago, de que já falei anteriormente, é membro do sistema nervoso autónomo parassimpático e tem duas ramificações — ventral e dorsal. O ventral (mais evoluído) possibilita relaxamento, interação social e digestão, essencial à sobrevivência da espécie. O dorsal (menos evoluído, reptiliano), quando ativado, leva-nos à imobilização, ao bloqueio e ao colapso.

Assim, perante um evento, as respostas são ativadas hierarquicamente (da mais evoluída para a menos): primeiro o nervo vago ventral do sistema nervoso parassimpático (segurança), depois o sistema nervoso autónomo simpático (luta ou fuga) e, como último recurso, o nervo vago dorsal do sistema nervoso parassimpático (congelamento, bloqueio). Consoante o degrau na resposta, as alterações fisiológicas, o comportamento, as emoções e as ações face ao evento de stresse são muito diferentes. Quem fica bloqueado é quem teve mais dificuldade em lidar com a ocorrência, que por isso terá um impacto mais marcante na vida e no corpo - mente da pessoa.

---

[14] Stephen Porges (página oficial). Disponível em: https://www.stephenporges.com/ (consultado a 7/8/2023).

O trauma associa-se a menor qualidade e esperança de vida, e a doença física e/ou mental e/ou emocional. Talvez seja um dos principais fatores de risco esquecidos, que explica o crescente número de doentes, seja do foro físico, com desregulação emocional e problemas do foro cognitivo/aprendizagem em idade pediátrica e adulta.

Todos nós, incluindo os profissionais de saúde, também podemos contribuir para traumas nas crianças. Através de críticas, olhares, gestos e atitudes, nomeadamente forçar para observar alguma região aparentemente necessária no exame físico e para realizar outro tipo exames de diagnóstico. Quem nunca...? Mesmo sem querer ou ter sempre consciência do impacto de algo, naquela criança especificamente. Afinal todos somos seres humanos, e por isso pais e profissionais de saúde são imperfeitos, mesmo quando julgamos que estamos a ser perfeitos. Claro que não devemos acomodar-nos a esta real e humana imperfeição, mas estarmos atentos e ter a humildade de cuidar e evitar, mais efetivamente, o trauma. Será a mudança individual que contagiará a coletiva e mundial!

Os estudos da Dra. Maggie Kline e do Dr. Peter Levine, sobre o trauma em idade pediátrica (ver nota de rodapé precedente), mostram que sintomas tão comuns (e frequentemente sem explicação aparente), como cólicas, choro de repetição, refluxo gastroesofágico, obstipação/diarreia, infeções de repetição, problemas do sono, imunológicos, comportamentais, psicológicos, psicossomáticos, metabólicos e endócrinos, entre outros, podem, eventualmente, ter origem ou serem agravados por traumas.

Se estivermos mais atentos e de coração aberto às mensagens do corpo e da mente dos bebés, crianças e adolescentes, conseguiremos suster e abreviar esta pandemia do trauma! É perfeitamente possível mudar este cenário — ainda que seja trabalhoso e desafiante —, se houver intenção sincera e comprometida. Mas se nos mantivermos na zona de conforto, do habitual, seguramente o desconforto que ela mascara só aumentará, como uma bola de neve... e então o desafio e o caminho serão bem maiores.

Uma causa de trauma cada vez mais frequente para as famílias é a história de perdas gestacionais, voluntárias ou não. Por isso defendo que é muito importante abordar com delicadeza, leveza e foco o luto saudável destes eventos. Ao pediatra ou a outro profissional não cabe julgar, mas acolher a história tal como for e orientar para apoio emocional especializado. Aconselho-o mesmo, a bem da saúde presente e futura desse círculo familiar.

Se for conhecida, o luto saudável dessa perda é fundamental para a mãe, o casal e os filhos (anteriores ou seguintes). Caso contrário, pode originar trauma individual e familiar. E este trauma impactará no corpo - mente da mãe, do casal e dos que os rodeiam mais intimamente, incluindo os filhos, mesmo sem saberem que houve irmãos não nascidos, podendo, assim, tornar-se num trauma transgeracional. Um trauma não resolvido originará inevitavelmente, com o tempo, sintomas físicos e/ou mentais e/ou emocionais a curto, médio e/ou longo prazo.

As dores emigram
Se o coração
Beber Amor!

Não fuja nem desista:
Abrace a dor, com Amor!
Onde doer, vista Amor!
Onde for, perfume Amor!

Ofereça Amor, sem temor!
Ele vai e volta,
Ainda, com mais sabor!

Aceite o Amor,
Cheire-o,
Até salivar!

Deixe o Amor andorinhar...
Em liberdade!

As dores emigram
Se o coração
Beber Amor!

Reflexão do coração

Este poema nasceu da minha consciência de que a melhor força da natureza, para cicatrizar a dor, é o amor, mesmo que necessitemos de outra ajuda (não) medicamentosa. Essa força interna, se despertada, permite dar o salto sanador, do fundo da dor, para o cume do amor! E se vivermos diariamente nesse modo de amor, nos momentos de dor, tudo se tornará mais fluido e indolor.

A saúde e o amor são mesmo inseparáveis. A viagem pela vida, sem o amor, nunca será saudável.

Isto faz-lhe sentido?

Se usar o amor para olhar e falar com a dor, própria ou dos que ama, consegue ver as diferenças? Consegue ter a perceção de como isso beneficiará também a sua saúde e a dos seus?

Deixe-se fluir, sem julgamentos, porque não existem respostas (im)perfeitas.

A GRAVIDEZ: NINHO DE PENSAMENTOS, EMOÇÕES E SENTIMENTOS, PARA TODA A VIDA!

A nossa primeira casa é o útero materno. Durante a nossa gestação, ele garante-nos proteção e acolhimento, para nos nutrirmos e desenvolvermos. É um verdadeiro ninho e o primeiro abraço. Onde nos relacionamos com os pais, para nos prepararmos para o futuro, após o nascimento. É esta relação, a primeira e a mais importante, na vida, porque estrutura e sustenta as vindouras.

É o local da nossa primeira grande experiência humana, de cariz fortemente emocional. É lá que nos chega o amor, a paz, a alegria, os desejos, os sonhos, a segurança ou o medo, a tristeza, a frustração, a raiva, os segredos, as dúvidas, as preocupações, os conflitos... Tudo isto, direta e indiretamente, através, sobretudo, dos nossos pais, quer estejam presentes ou não, quer estejam conscientes ou não desta realidade [15].

Pode parecer impossível, mas vou contar como isto acontece.

---

[15] Llauradó EB. *El bebé Emocional. La Semilla del Amor. Gestación, Nacimiento y Crianza*. Circulo Rojo, 2012.

Ao longo do desenvolvimento uterino, o bebé vai amadurecendo todos os órgãos, incluindo os cinco sentidos e o binómio corpo - mente. E é o cordão umbilical que une o bebé à placenta, implantada no útero, para nutri-lo. Ele transporta nutrientes, células imunológicas para defesa, mas também medicamentos e tóxicos, incluindo microrganismos. Da mesma forma, as hormonas (por exemplo ocitocina e cortisol, entre muitas outras) e neurotransmissores produzidos pela mãe chegam até ao bebé. Assim, todos os pensamentos, emoções e sentimentos resultantes das experiências vividas pelos pais são sempre partilhados com o bebé, mesmo sem intenção. Cada pensamento, cada emoção, cada sentimento tem uma cascata de moléculas, hormonas e neurotransmissores que lhes estão associados. Também por isto, a presença de stresse intenso, prolongado, desregulado, ou de algum trauma durante a gestação, poderá ficar gravado no corpo - mente do bebé.

Portanto, o tipo, intensidade, frequência e duração dos pensamentos, emoções e sentimentos experienciados pode interferir não só com o crescimento e desenvolvimento durante a gestação como ao longo da vida, seja em idade pediátrica seja em idade adulta.

Saliento que é fundamental aceitar todos os pensamentos, emoções e sentimentos, porque todos fazem parte da vida. Não é possível controlar tudo, mas sim co-regular, no sentido de equilibrar dentro do exequível, em cada momento, de acordo com as possibilidades de cada um. Aceitar e ter compaixão pelo que foi e é faz parte dessa regulação saudável e da mudança eventualmente necessária. Pais, não se culpabilizem pelo que houve de doloroso... Se não, viverão mais no passado do que no presente, sem conseguirem desfrutar nem preparar o futuro da forma que ambicionam.

É também nesta casa que o bebé pode «saber» se foi desejado, planeado, etc. Defende-se que a informação fica guardada na memória inconsciente e no seu corpo, podendo ter algum impacto na vida futura.

Esta primeira casa servirá de «modelo» para as futuras, ao longo da vida, na medida em que a experiência uterina fica registada, sob a forma de emoções, que depois estarão na base de decisões, preferências, rejeições, ações. Ou seja, a forma como cada um se sentiu no útero materno (seguro e desejado ou não, com «vontade de nascer mais cedo ou de não nascer»), pode influenciar a forma como lidamos quando mudamos de casa (pessoal ou profissional) ou com outras experiências significativas, ao longo da vida.

É interessante ver isto na prática, sendo que cada caso é um caso. Pode ser importante olhar, ressignificar e/ou superar vivências uterinas menos saudáveis, inseguras, infelizes ou traumáticas, com a colaboração de profissionais especializados, nomeadamente os que trabalhem este binómio corpo - mente. Alerto que isto não significa ir atrás dessas memórias, o que até pode, aliás, ser prejudicial. Mais uma vez, cada caso merece ser olhado e cuidado com toda a especificidade de que necessita.

Ana Leça Torres

Em cada abraço,
Abre-se a porta
Do coração!

Em cada abraço,
Nasce um Sol
Em redor!

Em cada abraço,
Ouve-se o brinde
Do coração!

Em cada abraço,
Escuta-se...
O poeta do Amor!

Em cada abraço,
Aquece-se um laço
E arrefece-se a dor!

Em cada abraço,
Ilumina-se
O verbo curar!

Reflexão do coração

Este poema nasceu da minha consciência de que abraçar, seja física, mental e/ou emocionalmente, ou mesmo de forma imaginária, eleva o amor! Alguns podem até não gostar de abraços, e isso também seria interessante perceber porquê... Mas mesmo o abraço virtual, desde que criado pelo coração, tem um poder amoroso gigantesco, capaz de atravessar a barreira da distância métrica e do tempo.

A ciência diz que abraçar durante pelo menos 20 segundos por dia é extremamente benéfico para a saúde de todos. Aliás, o sistema imunológico, tal como todos os restantes sistemas de órgãos, ama um belo abraço. Há uma explosão de ocitocina que beneficia o desempenho de todos os órgãos.

E a si, que efeito desperta o abraço? Sente que é uma porta disponível para dar e receber amor (e saúde)?

Tem abraçado o suficiente? Quem gostaria de abraçar agora?

Tem praticado o autoabraço? Se nunca o fez, ouse experimentar agora e descubra o que lhe poderá proporcionar.

Deixe-se fluir, sem julgamentos, porque não existem respostas (im)perfeitas.

O NASCIMENTO DO BEBÉ
É O RENASCIMENTO DOS PAIS

O nascimento marca o primeiro grande sucesso na vida do bebé, e dos pais, na vida!

A forma como nasce, o ambiente, as intercorrências e eventos ficam registados nos corpos e nas mentes do bebé (mesmo se imaturo) e dos pais. A ciência tem vindo a dar cada vez mais importância a este momento único[16]. É tão marcante que pode influenciar fortemente outros sucessos, nas várias áreas de vida. Por isso deve ser preparado com muito amor, respeito e conhecimento! Rodeado de pensamentos e emoções saudáveis, da família e profissionais de saúde envolvidos.

Nascer «bem ou mal» é muito mais do que o total do índice de APGAR, nos primeiros minutos de vida, que todos os bebés têm no boletim de saúde infantil.

O tipo de parto, o momento de corte do cordão umbilical, o primeiro contacto pele com pele, a experiência e os desafios na amamentação e nas primeiras horas e dias de vida — tais como a necessidade de aspiração, punção venosa ou outra, internamento/afastamento dos pais — são parâmetros que não devem ficar esquecidos, como marcos para a saúde física, emocional e

---

[16] Peter Levine, Maggie Kline. *El Trauma Visto Por Los Niños*. Eleftheria. 2016, pp. 247-81.

mental do bebé e dos seus pais. Nascer não se resume, de forma alguma, ao parto, mas a todas estas experiências que impactam cada (novo) ser humano!

Quanto mais aprofundo isto nas minhas consultas com os pais, mais nos damos conta da sua importância e impacto na saúde do bebé, desde os primeiros dias de vida e no sucesso da alimentação e na saúde global plena. E direta ou indiretamente isto influencia a saúde global dos pais, a autoestima, a autoconfiança, a resiliência e o índice de felicidade.

O nascimento do bebé é uma porta irrepetível para os pais se (auto)conhecerem profunda e verdadeiramente. É desafiante, sim, mas extremamente enriquecedor e potenciador para o sucesso máximo de uma parentalidade feliz e saudável. E este (re)nascimento acontece, também depois, todos os dias. Não através de um parto físico, tal como o conhecemos, mas como uma sucessão de novidades, desafios e transformações, que constroem um caminho interdependente, que se fortalece e desafia diariamente, para o bem maior que é a família e o seu amor. É uma viagem emocional, física e mental, dentro de cada ser!

Para mim, ver isto e integrar nas consultas é uma receita fundamental para tornar o alto-mar da parentalidade numa viagem mais prazerosa e saudável, com os seus altos e baixos — normais, imprevisíveis e imprescindíveis.

E, dia após dia, o crescimento e o desenvolvimento do bebé, criança e adolescente necessita de vitaminas especiais: conexão, aceitação, gratidão e compaixão, que juntos geram um fogo de artifício de amor. Estas são as melhores vitaminas, apenas produzidas pela mão e a sabedoria dos pais. Sem elas, os restantes pilares da saúde perdem força e a doença surge e ressurge, «sem grandes explicações». Vejo muitas vezes que atrás de um filho doente está um pai e/ou mãe e/ou família doentes (ainda que, por vezes, de forma não diagnosticada), podendo ser do foro mental, emocional e/ou físico. O estado de saúde dos filhos é uma espécie de alerta, amoroso, para algo que não está saudável no meio familiar que os rodeia, particularmente nos pais e/ou irmãos.

Os desafios são inevitáveis e necessários, mesmo que por vezes não compreendamos o «porquê» e/ou o «para quê». Olhá-los com amor, aceitação, compaixão e gratidão, mesmo que exista dor, permitirá solucioná-los da melhor forma possível, com mais leveza, destreza e sabedoria... e, claro, com e para mais saúde! Este olhar com amor só existe dentro de vocês. Assim, cada desafio levará a um (re)nascimento do bebé, e do vosso como seres humanos e pais.

Ana Leça Torres

Ame pelo olhar:
É a sua vitamina,
Que sabe abraçar!

Ame pelo olhar:
Que a ocitocina cresce
E o coração resplandece!

Ame pelo olhar:
Se sonha curar!

Acalmar,
Analgesiar,
Nutrir,
Sanar,
São poderes desse olhar!

Olhe,
Como quem vê a alma,
Com a c´alma do Amor!

Ame pelo olhar:
É a medicina
Do seu coração!

Reflexão do coração

Este poema nasceu da minha consciência e do desejo de que a medicina do olhar esteja sempre no nosso coração. Sejamos médicos, terapeutas ou não, pais, filhos, amigos, professores...

Olhar é amar, seja para prevenir, seja para remediar.

Como se sente ao ler este poema?

O que sente que pode começar a fazer já hoje, em casa, para olhar, todos os momentos, com mais amor?

Deixe-se fluir, sem julgamentos, porque não existem respostas (im)perfeitas.

CRESCER LIVRE DE (IM)PERFEIÇÕES, EM FAMÍLIA

E depois de nascer? Vem a aventura do crescer, isto é, ser e desenvolver o ser, com o máximo potencial realizado!

Na verdade, o crescimento e o desenvolvimento é um projeto único e de responsabilidade individual e familiar, sendo que o instinto sábio e o poder decisório dos pais são de enorme valor. Claro que os profissionais de saúde são importantes, ao nível da partilha da informação científica. Todavia, esta partilha beneficia muito se incluir escuta, empatia, compaixão, humildade e vulnerabilidade. Ou seja, na postura do profissional de saúde, o amor incondicional e sentido de serviço à saúde de cada família são ingredientes únicos e especiais, para auxiliar mais profundamente a criança e seus pais. Só assim, o crescimento e o desenvolvimento destes serão otimizados (mais harmoniosos e saudáveis).

Nunca existirá um manual (real e humanizado) de instruções a dizer o que é «certo ou errado» para a sua família! Até porque não somos nem seremos iguais, nem máquinas (im)perfeitas. Há todo um contexto e condicionantes, pessoais, transgeracionais e ambientais (físico, mental e emocional) que integram esta visão e classificação de (im)perfeição. Há provavelmente tantas definições de (im)perfeição como habitantes na Terra.

O crescimento do ser humano deve ser livre! De julgamentos, expetativas irreais e desumanas... Esse é o caminho para crescer de forma perfeita, o que não significa isento de imperfeições. Creio que o mais sensato e saudável é não romantizar a perfeição nem diabolizar a imperfeição. Ambas existem e existirão, sendo degraus complementares para ascender na evolução almejada por cada um. E a evolução é absolutamente individual, inigualável e, por isso, incomparável e inimitável.

Em cada momento, a perfeição possível já existe! E esta é a certa, naquele momento presente. Estou seriamente convencida disso, ainda que por momentos e diariamente me desvie desta crença, quando me sinto imperfeita.

Vejo e aplico isto nas minhas consultas. E quando dou por mim a achar que estou a ver alguma imperfeição — num pensamento, emoção, sensação ou conduta — dispo-me do meu julgamento ou expetativa, centro-me no essencial e então recordo-me de que sou apenas um farol, não salvadora nem autoridade, sobre os pais ou sobre a vida. Esta mudança de atitude responsabiliza e empodera ativamente os pais, no melhor cuidado aos seus filhos.

Na minha prática clínica verifico que todos os pais querem ser perfeitos, mesmo os que não têm consciência disso.

A intenção de perfeição é útil para ajudar a trilhar e a aperfeiçoar o caminho da viagem vida, mas quando exacerbada levará a que a mesma perca o encanto... Então, o desejo da perfeição torna-se doentio, para os próprios e para os filhos! Esta é uma realidade que faz adoecer e que é ainda muito esquecida, seja por falta de tempo, seja por menor valorização desta interdependência permanente.

Vejo também que uma grande parte dos pais, por cansaço, baixas autoestima e autocompaixão, e alto nível de expetativas não vê a perfeição que já são.

É importante relembrar que o crescimento saudável de um filho assenta no crescimento e no desenvolvimento saudável dos pais. Por isso, a saúde (física, mental e emocional) deles me importa tanto, como pediatra. Nunca os filhos serão saudáveis se os pais também não o forem, nem livres dos ditames de perfeição desumanos...

Se nos recordarmos dos valores da parentalidade consciente, a tal perfeição só é alcançada quando a autenticidade, a integridade, a responsabilidade pessoal e o igual valor existem e são bem cuidados por cada um dos pais (individualmente e em casal) e pelos restantes familiares, nomeadamente os mais próximos. Serão a garantia para melhores estrutura e resiliência dos cinco pilares da saúde que referi anteriormente. Quer isto dizer que o desrespeito ou o descuido destes princípios, que estão interligados ao amor incondicional, levará a doenças e à perda do potencial de perfeição que existe em cada um de nós!

Muitas vezes há perfeição na imperfeição. É necessário olhar sem julgamentos, com amor, e saber escutar (muito mais do que ouvir) para vê-la, senti-la e desfrutá-la...

Aceitar e estar em paz com a imperfeição tem inúmeras vantagens. Do meu ponto de vista possibilita humanização das relações, direito à autenticidade, noção consciente de limites e necessidades pessoais, redefinição do conceito de (im)perfeição, evolução pessoal e do casal, redução do nível de stresse que a obsessão da perfeição condiciona e, por último, espelhamento aos filhos, que aprendem, pelo exemplo, como viver e (re)definir a (im)perfeição de forma saudável. Ou seja, as vantagens são aumentar o bem-estar físico, mental, emocional, mundial… e isso traduzir-se-á em mais paz e saúde, individual e coletiva.

Não vejo imperfeição nos pensamentos, emoções ou sentimentos dos pais considerados como negativos. A preocupação, a frustração, a tristeza, o medo e tantos outros precisam de existir, com aceitação, até porque refletem vivências subjetivas passadas e desejos futuros. Não vejo imperfeição no cansaço, admitido ou ocultado. Não vejo imperfeição no (não) pedido de ajuda. Não vejo imperfeição em (não) querer fazer diferente, dependendo, claro, do contexto.

Vejo que só assim a perfeição é atingida, passo a passo! Só assim este caminho desafiante, pela (im)perfeição, se tornará mais saudável e frutífero.

E se há horas em que tudo nos parece (im)perfeito, agora é altura de respirar fundo e meditar nesta receita que acredito ser a necessária para crescer livre de (im)perfeições!

Tenho horas...!

(H)Ora
Sou vento apressado
Que corre despenteado,
(Des)iludido,
Que o tempo se atrasou.

(H)Ora
Sou semáforo parado,
Sem vontade de esverdear.

(H)Ora
Sou vento azulado,
Que plana
Sobre o mar apaixonado.

(H)Ora
Sou vento da asa
De beija-flor.
E onde toca
Tira a(r)dor.

(H)Ora
Sou vento perfumado
Que dança
Entre rosas
Sem medo
De se espinhar.

Ana Leça Torres

(H)Ora
Todas as horas
Estão certas,
Que o Amor
É o sopro do vento,
Que concerta
Meu coração!

Reflexão do coração

Este poema nasceu da minha consciência da (im)perfeição que sou, seja na vida pessoal seja na profissional. A (im)perfeição de hoje não é igual à de amanhã nem à de ontem. Na vida não há dias, circunstâncias nem pessoas iguais. O desafio assenta na adaptação e na evolução realista, dinâmica e livre.

Podemos ser mestres em ver a (im)perfeição... e talvez possamos escolher e treinar o ângulo da visão do coração.

Quando foi a última vez que viu a sua perfeição?

Quantas (e quais) vezes, aquilo que parecia imperfeição, afinal era perfeição? E vice-versa...?

Não será a imperfeição o impulso necessário para mais perfeição?

O que está hoje ao seu alcance, para crescer mais livre de (im)perfeições?

O seu exemplo será o melhor manual de instruções para o seu filho! Mas faça-o por si, que o resto será brinde!

Deixe-se fluir, sem julgamentos nem filtros, pois não há respostas (im)perfeitas. Seja livre, porque isso garantirá o crescimento perfeito da sua família.

— Conclusão —
O amor tem sempre lugar na secretária da medicina

Saúde: uma viagem com destino ao coração!

Que este livro represente uma viagem ao coração, do meu até ao vosso. Expresso a minha enorme gratidão por me receber em sua casa e desejo que desfrute do amor com que escrevi cada linha e poema!

Partilhei pela primeira vez a minha história pessoal, por sentir que se enquadrava nesta pediatria, com amor e poesia.

Fi-lo por iniciativa própria, mas mesmo assim foi desafiante. Pensei, hesitei e emocionei-me... senti de tudo um pouco, mas mantive-me fiel à intenção do meu coração e do (m)eu-livro. Que ele contribua para mais saúde aí em casa! Não desejava escrever sobre doenças, mas sobre seres humanos e a medicina, que previne e cura. Acredito que o foco não deverá estar na doença, mas no ser humano! A melhor solução não está em eliminar a doença, mas em potenciar a cura de cada ser humano, até que a doença desapareça ou se atenue tanto quanto possível.

> A vida deseja-nos saúde, para cumprir uma missão universal e humana: o amor! Mas a doença faz parte desta viagem, para que o (re)equilíbrio seja (re)encontrado.
> Quer a saúde quer a doença nutrem-se com amor!
> Assim, se alimenta a vida!

A medicina tem evoluído muito, o que não significa que tenha concluído a sua viagem. O mundo está a ficar mais doente, desde idades mais pequeninas. Haverá muito para descobrir, para curar e prevenir, mas uma coisa é certa: *o amor merece um lugar na secretária da medicina! E na vossa cozinha, quartos ou salas também!* Tal como nas escolas, locais de trabalho, na rua entre (des)conhecidos e em todo e qualquer lugar.

Começar por nos conhecermos e ver como está a saúde da nossa autoestima e amor-próprio será um dos principais passos a dar, com amor, para mais saúde. Quando a doença nos bate à porta é essencial abrir-lha, porque a sua rejeição/negação vai fazer com que um dia bata mais violentamente, já que esta postura não nos permitirá encontrar a melhor solução. Se olharmos para ela como um amigo que nos avisa, relembra ou diz algo importante, mesmo que nos incomode, creio que a forma de geri-la será bem mais pacífica, sábia e efetiva.

O «porquê» é importante, mas não essencial, para a cura. Recordo que muitas doenças sem causa aparente também desaparecem e são curadas. Já o «para quê» é realmente fundamental. Estas respostas-chave (porquê e para quê) precisam de um olhar especializado: o amor! E, como um condutor de excelência, o amor deve estar saudável, caso contrário vamos desperdiçar a viagem feliz que poderíamos ter tido…

Recordo que para o amor ser saudável deve munir-se na bagagem de ser incondicional, grato pelo que é, olhar para todos com igual valor, autenticidade e integridade, priorizar a autoestima, a presença plena e a conexão, desde o coração! Não é fácil, mas é uma questão de intenção e treino, com amor.

Para esta viagem saúde/doença, o amor é tão generoso que alimentará o corpo, o cérebro e o coração como mais nenhum, no mercado, farmácia ou despensa. Não se esqueçam da medicina da ocitocina, que vagueia em nós!!

O corpo e a mente são inseparáveis e não opostos! Têm funções diferentes, alinhadas e integradas para o propósito de vida, sendo uma força incrível, altamente sensível e responsiva ao amor. Os pensamentos, emoções e sentimentos são viajantes que percorrem os nossos corpo e mente, para nos levarem a construir a vida e a saúde que desejamos. Ignorá-los, criticá-los ou manipulá-los é perder a ajuda preciosa que nos oferecem diária e amorosamente.

Tudo isto é percetível pelas vossas crianças, mesmo que sejam bebés ou estejam ainda no útero materno.

Na vossa mão (e no vosso coração) podem «tatuar» os cinco pilares da saúde: A.M.O.R!!! Priorizá-los é uma importante chave para cuidar ainda melhor da vossa saúde em família. Todos são indispensáveis: alimentação, ambiente, movimento, sono e redução do stresse. Em relação ao stresse, ele pode ser otimizado pelos anteriores. Aprender a ver o que gera stresse, em cada família, é crucial para prevenir e tratar doenças... incluindo o trauma!

A saúde e a doença estarão numa dança contínua pela vida fora. É inevitável na existência humana, pelo que não nos é necessário nem útil ter expetativas do contrário. A doença é muitas vezes impercetível, e quando reencontrado o tal equilíbrio desaparece porque cumpriu a sua missão. Não é minha intenção incutir medo desta realidade, sendo que o medo, na dose certa, ajuda-nos a defender e a cuidar, de forma atenta e diária, da nossa saúde.

É da responsabilidade de cada um amar verdadeira e incondicionalmente a sua saúde! Os bebés, as crianças e os adolescentes precisam de aprender com o nosso exemplo. Tenhamos isto presente na nossa consciência, como algo crucial. É humano nem sempre o conseguirmos. Por vezes nem nos apercebermos de que estamos desalinhados... e outras podemos até estar (infantilmente) interessados em querer os ganhos secundários da doença: sentirmo-nos mais vistos e amados! Isto também pode acontecer nas crianças, mesmo involuntariamente (ou não). E é relativamente legítimo, porque sentirmo-nos amados (diferente de sermos amados) é essencial à vida e à segurança como seres humanos. E insubstituível por qualquer medicamento, presente ou outro...

Cada um de nós pode, com ou sem ajuda, conhecer e soltar as crenças limitantes, as expetativas e o desejo infantil da perfeição. Não conheço filho algum que quisesse um pai ou uma mãe perfeitos, porque isso não seria um ser humano mas um robô. E os robôs não produzem nem libertam ocitocina humana, nem hoje nem nunca...

A saúde individual reflete sempre a saúde da família, mesmo com efeitos transgeracionais, que estão para lá da genética! A epigenética é uma das maiores ferramentas que temos ao nosso dispor, em todas as fases da vida, mas de forma muito particular na preconceção, na fecundação, no parto e nos primeiros meses e anos de vida.

Creio que estes «mistérios» da saúde são simples e estão ao vosso alcance! Poderão aplicá-los, com toda a vossa sabedoria, amor e poesia. A saúde e a felicidade da vossa família crescerão!

De coração aberto, estas são as minhas receitas para mais saúde e poesia, em família!

De coração aberto,
Fico mais perto,
De mim!
E, sim,
De coração aberto,
Abraço-nos,
Livre
Do tempo
E do peso
Do velho pensamento!

De coração aberto,
O olho acorda desperto,
Com sorriso esperto...
E, nem o incerto,
Me desacerta ou aperta!

De coração aberto,
Voo,
De pés no chão
E com a fé,
Nas asas do coração!

De coração aberto,
O Amor é rei curador,
Da família,
Ao eterno dispor!

Para finalizar esta viagem-livro sugiro que descubra a poesia que há em cada momento da sua vida! À sua maneira, pelo olhar do seu coração. Por isso lanço-lhe um último convite. Gostaria de escrever em baixo um poema ou uma reflexão do coração, com todo o seu amor? E se lhe fizer sentido, partilhe-o, incluindo comigo. Terei muito gosto em recebê-lo e senti-lo, no meu coração[17].

---

[17] Envie o seu poema para o e-mail: pediatra.ana.leca.torres@gmail.com

BIBLIOGRAFIA

- Barret E. *et al*. «Storytelling And Poetry In The Time Of Coronavirus.» *Irish Journal of Psychological Medicine*, dezembro de 2020; 37(4): pp. 278-82.

- Delamerced A. *et al*. «*Effects Of A Poetry Intervention On Emotional Wellbeing In Hospitalized Pediatric Patients*.» American Academy of Pediatrics, secção Hospital Pediatrics (2021) 11 (3): pp. 263-69.

- HeartMath Institute. «Heart Rate Variability», 2014. Disponível em: https://www.heartmath.org/articles-of-the-heart/the-math-of-heartmath/heart-rate-variability/ (consultado a 7/8/2023).

- Kolk B. *O Corpo não Esquece. Cérebro, Mente e Corpo, na Superação do Trauma*. Lua de Papel. 2020, pp. 149-243.

- Levine P. *El Trauma Visto por los Niños*. Eleftheria. 2016, pp. 15-33.

- Llauradó, EB. *El Bebé Emocional. La Semilla del Amor. Gestación, Nacimiento y Crianza*, Circulo Rojo, 2012.

- McClafferty H. «An Overview Of Pediatric Integrative Medicine.» Pediatric Annals, junho de 2019. 1; 48(6): e216-e219.

- McClafferty H. *et al*. «Pediatric Integrative Medicine.» *Pediatrics*, setembro de 2017; 140(3): e20171961.

- ❖ Levine P, Kline M. *El Trauma Visto Por Los Niños*, Eleftheria, 2016, pp. 247-81.
- ❖ Levine P, Kline M. *Tu Hijos A Prueba De Traumas. Uma Guía Parental Para Infundir Confianza, Alegria E Resiliência*, Eleftheria, 2017, pp. 62-69.
- ❖ Soares S. *Sonho Ser Mãe. 7 Dicas Práticas Para Engravidar Quando Parece Difícil*. Edição de autor, novembro de 2021, pp. 47-53.
- ❖ Stephen Porges (página oficial). Disponível em: https://www.stephenporges.com/. (consultado a 7/8/2023).
- ❖ Carter S. et al. «Is Oxytocin Nature´s Medicine?» *Pharmacological Reviews*, outubro de 2020; 72(4): pp. 829-61.
- ❖ Vohra S., McClafferty H. «*Mind-Body Therapies In Children And Youth.*» Secção Integrative Medicine. American Academy of Pediatrics. *Pediatrics* (2016) 138 (3): e20161896.
- ❖ Xiang DH, Moon YA. «A Look Back And A Path Forward: Poetry's Healing Power During The Pandemic.» *Journal of Medical Humanities*, dezembro de 2020, 41(4): pp. 603-08.

SUGESTÕES DE LEITURA

- Ana-Maria Temple. *The rule of 5. A parent's guide to raising healthy kids in an unhealthy world*, outubro de 2020.
- Bessel van der Kolk. *O Corpo Não Esquece. Cérebro, Mente e Corpo na Superação do Trauma*, 2020, Lua de Papel.
- Cátia Pereira. *Confiar, Amar, Crescer*, 2021, Arena.
- Gabor Maté. *Quando o Corpo Diz Não. Aprenda a Reconhecer o Impacto da Ligação Corpo - Mente na Prevenção e Cura da Doença*, 2022, Ideias de Ler.
- Gary Chapman. *The 5 Love Languages of Children: The Secret to Loving Children Effectively*, 2016, Moody Publishers.
- Gary Chapman. *The 5 Love Languages of Teenagers: The Secret to Loving Teens Effectively*, 2016, Moody Publishers.
- Gordon Neufeld, Gabor Maté. *O Seu Filho Precisa de Si*, 2021, Ideias de Ler.
- Peter Levine. *El Trauma Visto por los Niños*, 2016, Eleftheria.
- Mark Wolynn. *It Didn't Start With You: How Inherited Family Trauma Shapes Who We Are and How to End the Cycle*, 2016, Penguin Life.
- Marshall Rosenberg. *Educar a los Niños desde el Corazón. Ser Padres Según la Comunicacion No Violenta*, 2018, Acanto.
- Mikaela Övén. *Heartfulness. Enfrente a Vida de Coração Aberto*, 2016, Porto Editora.
- Mikalea Övén. *Educar com Mindfulness — Guia de Parentalidade Consciente para Pais e Educadores*, 2015, Porto Editora.

- Mikalea Övén. *Educar com Mindfulness na Adolescência*. 2019, Porto Editora.
- Sónia Soares. *Sonho Ser Mãe*, novembro de 2021, edição de autor.
- Stanley Rosenberg. *O Poder Curativo do Nervo Vago*, 2021, Nascente.

Agradecimentos

Este livro é o resultado de todo um caminho pessoal e profissional, pautado pela sede de saber e cuidar, com amor!

Sou este livro, não tenho dúvidas. Por isso, começo por agradecer profunda e eternamente aos meus Pais, pela vida que me deram e exemplo com que me nutrem, ainda hoje. E a toda a minha família, mesmo à mais distante, porque os meus frutos, nasceram das histórias e amor da nossa árvore genealógica.

Profunda gratidão à minha orientadora de especialidade de pediatria, a Dra. Teresa Bernardo, porque me permitiu e incentivou a ser Eu, nesta missão de vida como pediatra. E por me ter contagiado, com o desejo infindável de aprender e de inovar, sempre aliado à humildade, rigor, integridade e autenticidade!

A todos os que cruzaram o meu caminho, nomeadamente as famílias que me elegeram como pediatra. Sem eles, a pediatria com amor não teria nascido nem crescido tanto! Este livro é o meu agradecimento e contributo, por tudo o que recebo, no meu dia a dia, enquanto pediatra.

Sou muito agradecida pelos que me desafiaram a tornar a pediatria com amor neste livro! À Mikaela Övén, fundadora da Academia de Parentalidade Consciente e autora, e ao César Ferreira, mentor de autores.

Sinto-me também abençoada pelas minhas amigas e amigos, porque me escutam e incentivam a realização dos meus sonhos, mesmo que abram caminhos diferentes.

Agradeço também a todos os que leram e partilharam este livro com outras famílias, com o coração e mente abertos.

E por último, faço uma vénia à poesia e amor que preenchem a nossa vida, na saúde e na doença!

Felicidade, gratidão e honra são as três palavras-chave, por todo este caminho, para concretizar o sonho de ser pediatra, com amor e poesia!

Porto, 8 de novembro de 2023.

Abraço com emoção,
Ana Margarida

Sobre a autora

Nasci no Porto, com o meu gémeo, e desde pequenina que sabia querer ser médica.

Licenciei-me em Medicina, no Instituto de Ciências Biomédicas Abel Salazar, da Universidade do Porto, há mais de vinte anos.

Especializei-me em Pediatria, no Hospital de Santa Luzia, em Viana do Castelo, há doze anos.

Trabalhei durante nove anos no Hospital CUF Porto, onde cresci como pediatra e percebi que algo diferente chamava por mim — o (m)eu projeto.

Há três anos decidi então dar vida à minha pediatria com amor, em consultório particular, com o propósito de olhar e cuidar da saúde e da doença, de uma forma completa, individualizada, amorosa, empática e compassiva. A visão integrada do corpo e mente é uma peça fundamental na minha prática clínica diária. Foco-me em **compreender e respeitar a** singularidade inerente de cada criança e da respetiva família, otimizar a saúde do amor, a autoestima e o autoconhecimento, com o intuito de empoderar as famílias, na responsabilidade e no caminho para mais saúde física, mental e emocional.

Diariamente agrego à minha especialidade em pediatria conhecimentos de diversas formações em áreas como parentalidade consciente, inteligência/saúde emocional, neurobiologia do amor, trauma, psicossomática, epigenética e consciência sistémica familiar. Sou ainda instrutora de meditação e relaxamento para crianças, facilitadora de parentalidade consciente e coautora do Programa Emogenius® e CEO da CurArT — Clínica Dra. Ana Leça Torres.

Contactos

- ❖ **Site**
  www.curart.pt
- ❖ **Instagram**
  @anatorres.pediatria.com.amor
  @curart.clinica.ana.leca.torres

Antes de fechar este livro, recordo-lhe:

Como potenciar a saúde, com amor e poesia!

As oito chaves:

A saúde começa na família.

O sintoma é familiar e nunca ao acaso.

A saúde assenta no equilíbrio e simbiose corpo - mente.

A doença pede amor.

Os pilares do A.M.O.R. estão na sua mão e coração.

A poesia pratica medicina.

A (auto)consciência e responsabilização na parentalidade são insubstituíveis.

A aceitação, gratidão e compaixão são um excelente *kit* de primeiros socorros.

www.ingramcontent.com/pod-product-compliance
Lightning Source LLC
Chambersburg PA
CBHW020422220526
45464CB00002B/532